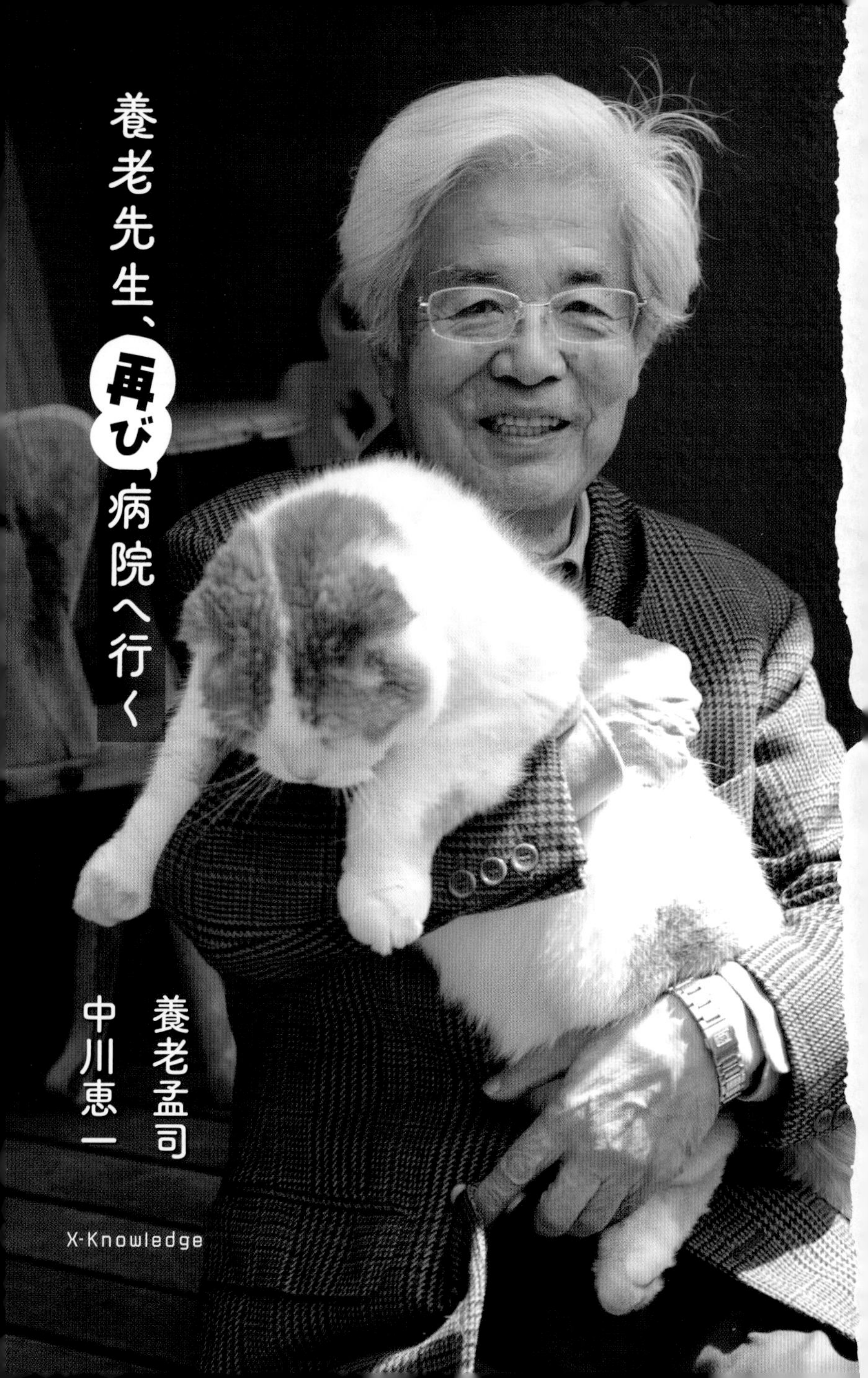

養老先生、再び病院へ行く

養老孟司
中川恵一

X-Knowledge

猫をかわいがるのは人間の都合でしかありません(養老)

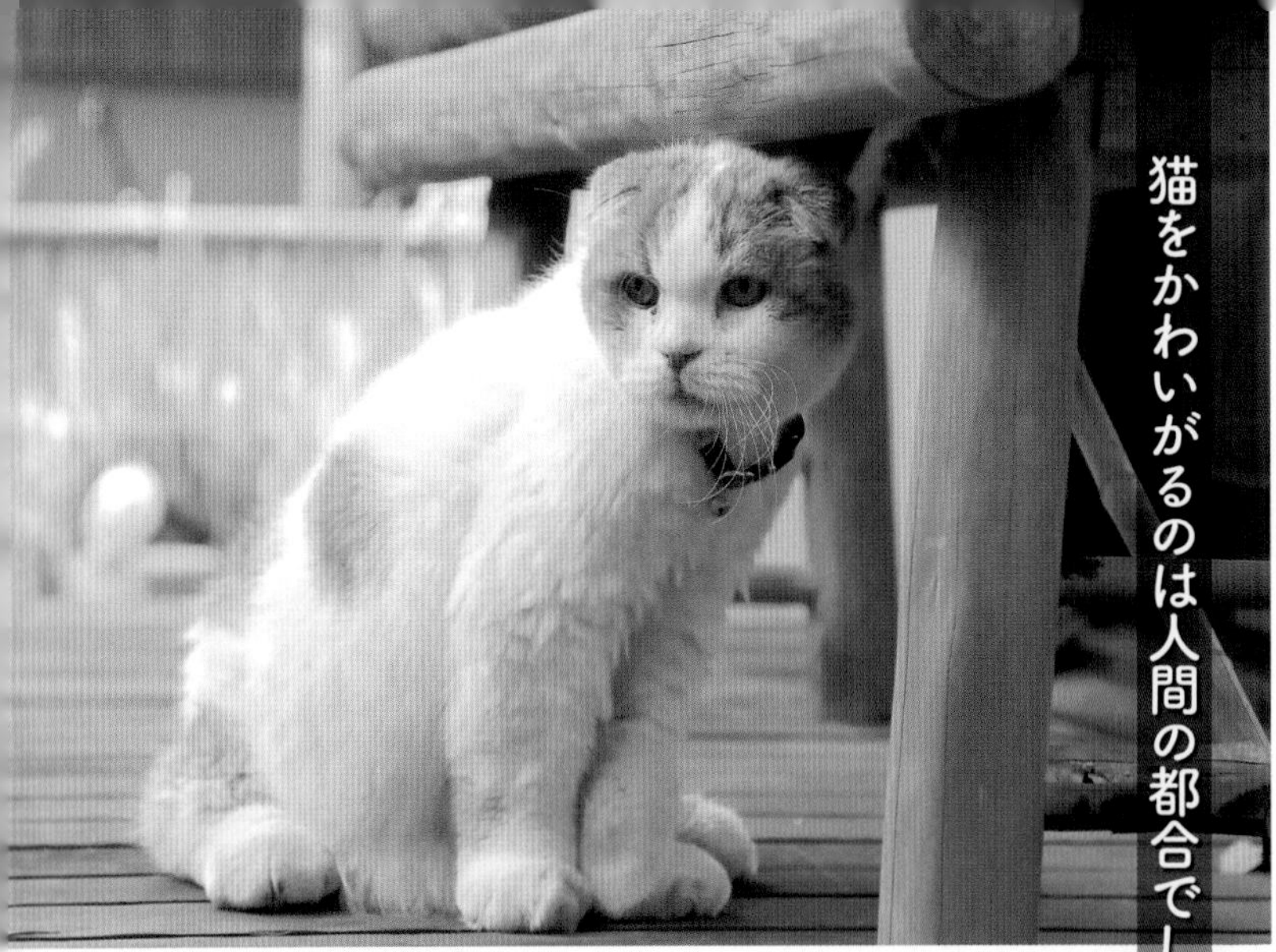

垂れ耳がかわいい猫種、スコティッシュフォールドのまる

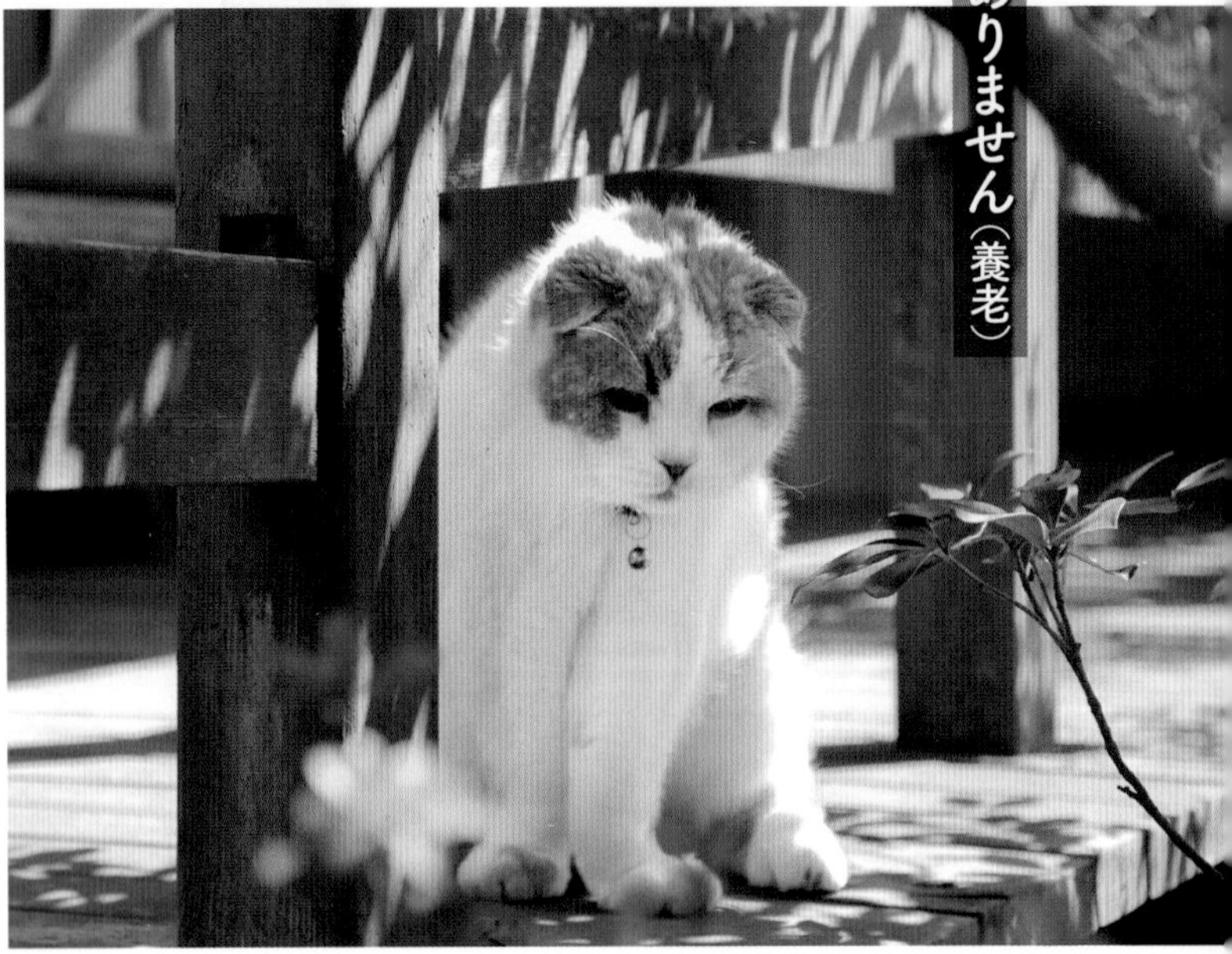

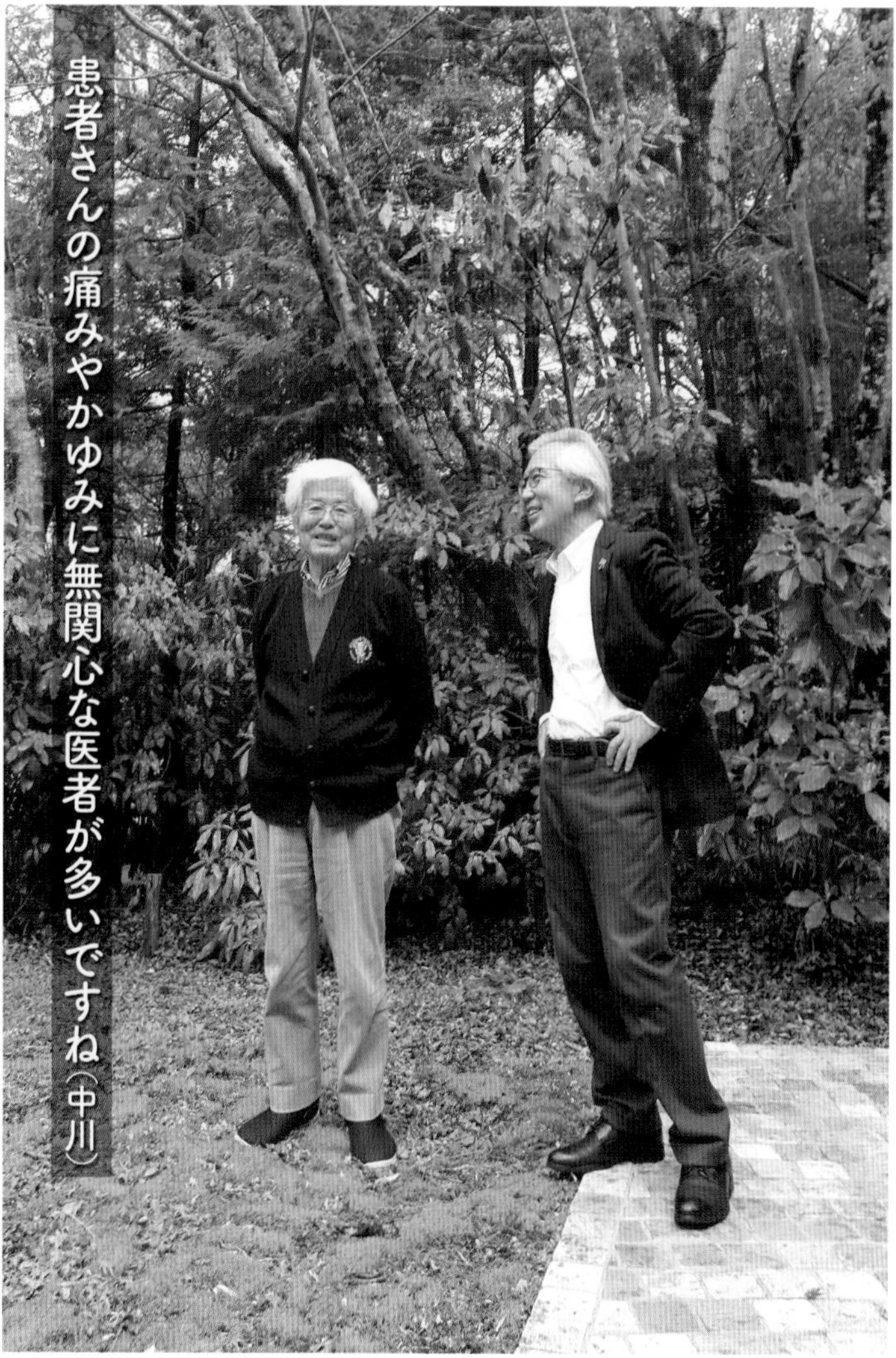
患者さんの痛みやかゆみに無関心な医者が多いですね（中川）

東大では師弟関係でもあった養老先生と中川先生

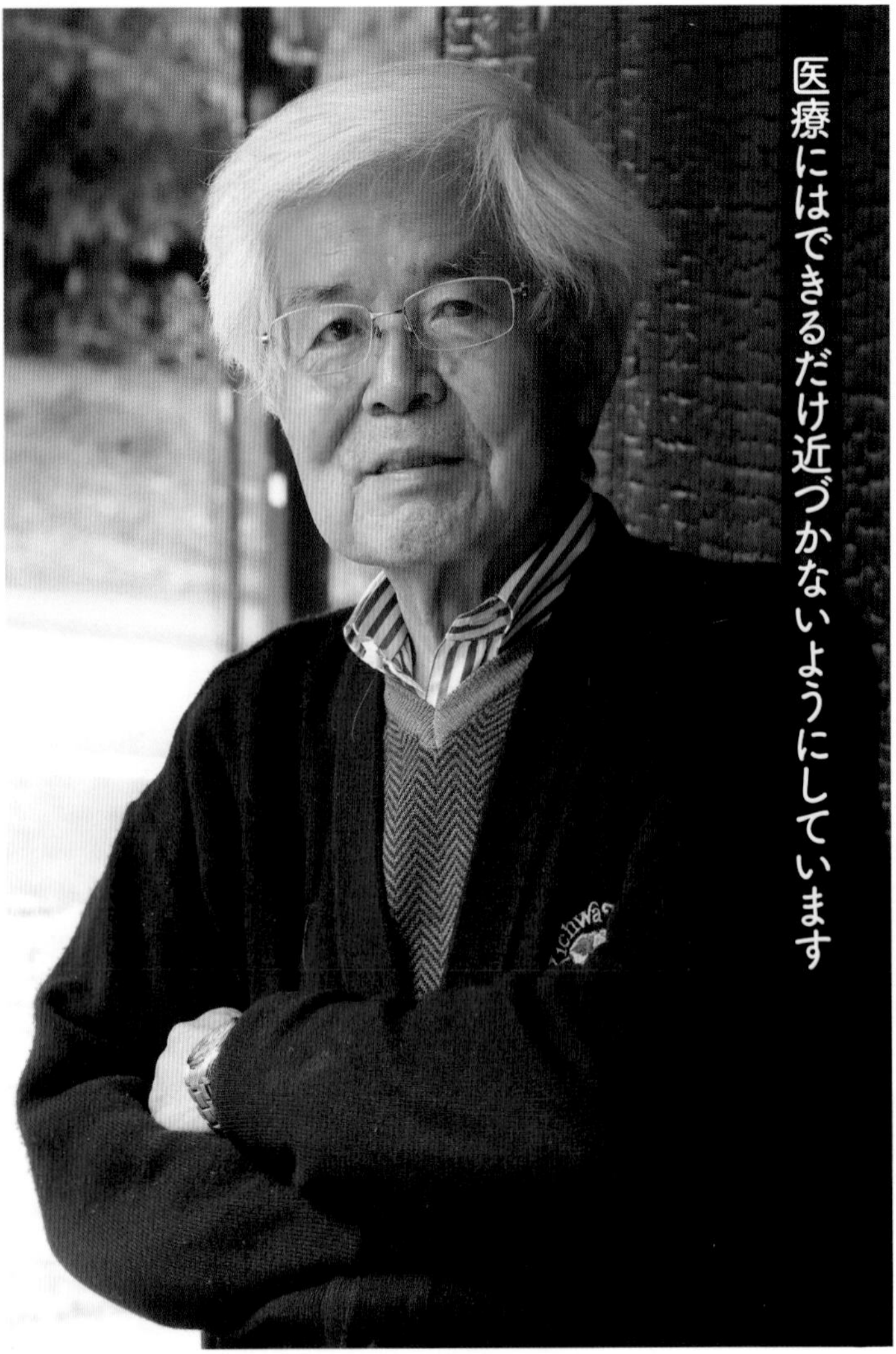
医療にはできるだけ近づかないようにしています

大病を克服し、すっかり元気になった養老先生

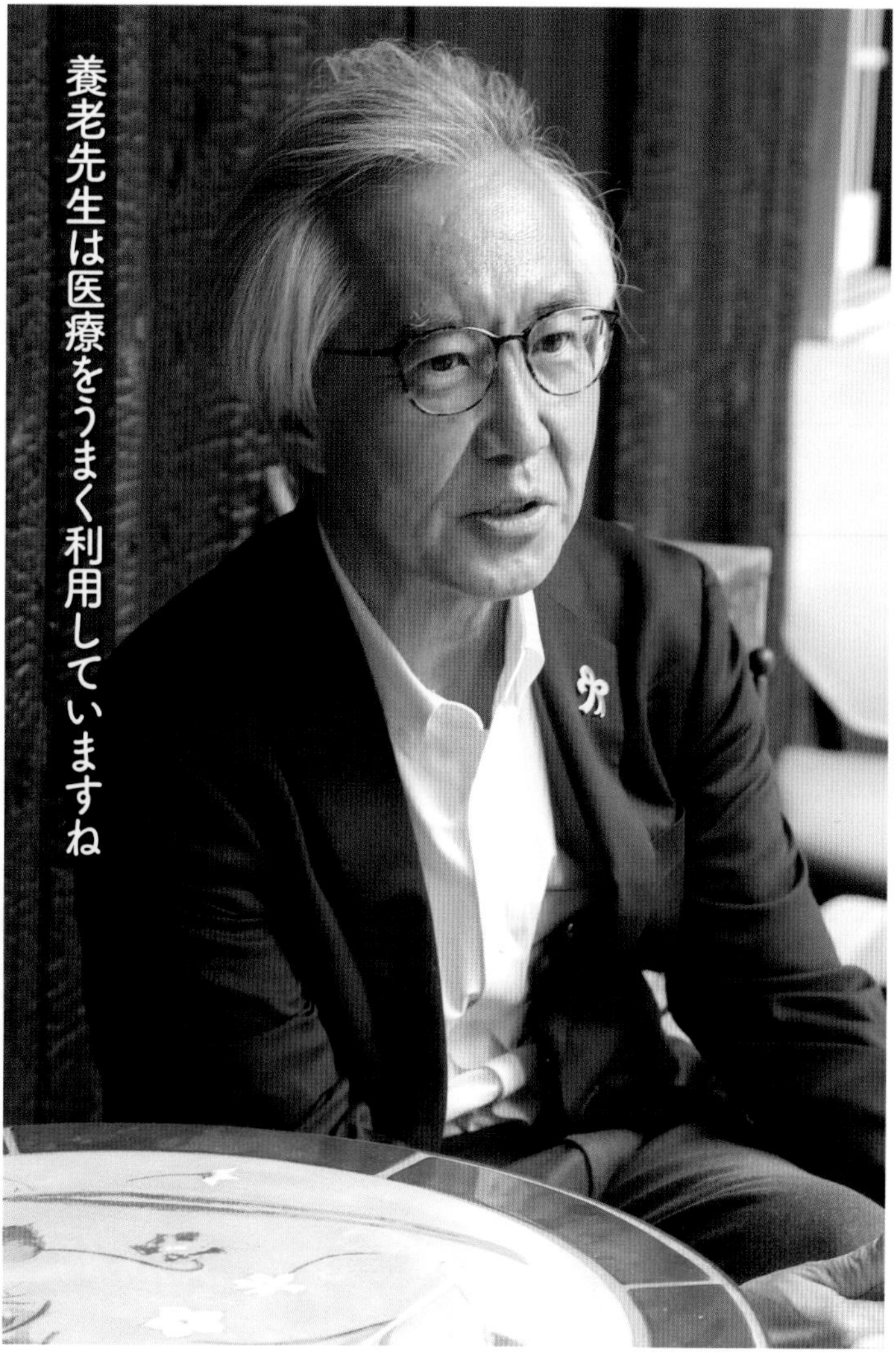

養老先生の心筋梗塞を見つけた中川先生

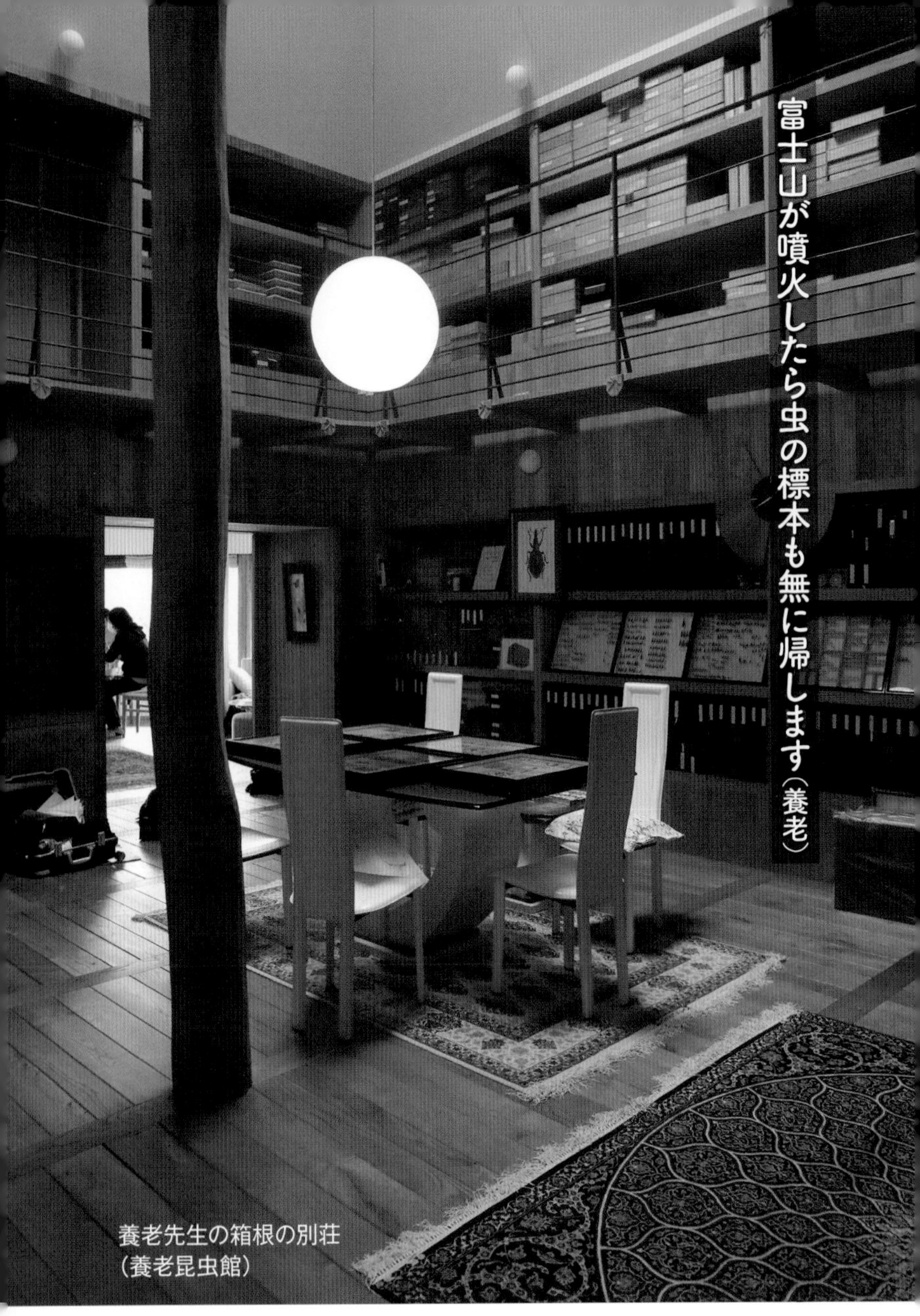
富士山が噴火したら虫の標本も無に帰します（養老）

養老先生の箱根の別荘
（養老昆虫館）

毎日9錠薬を飲んでいます。「九条守れ」ですね（養老）

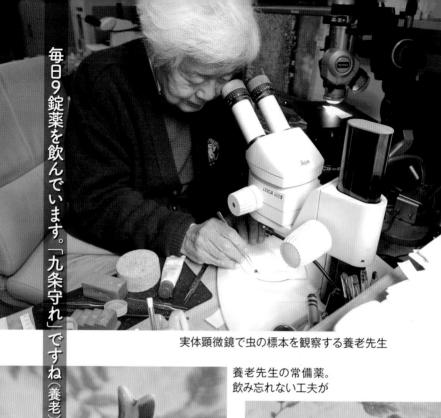

実体顕微鏡で虫の標本を観察する養老先生

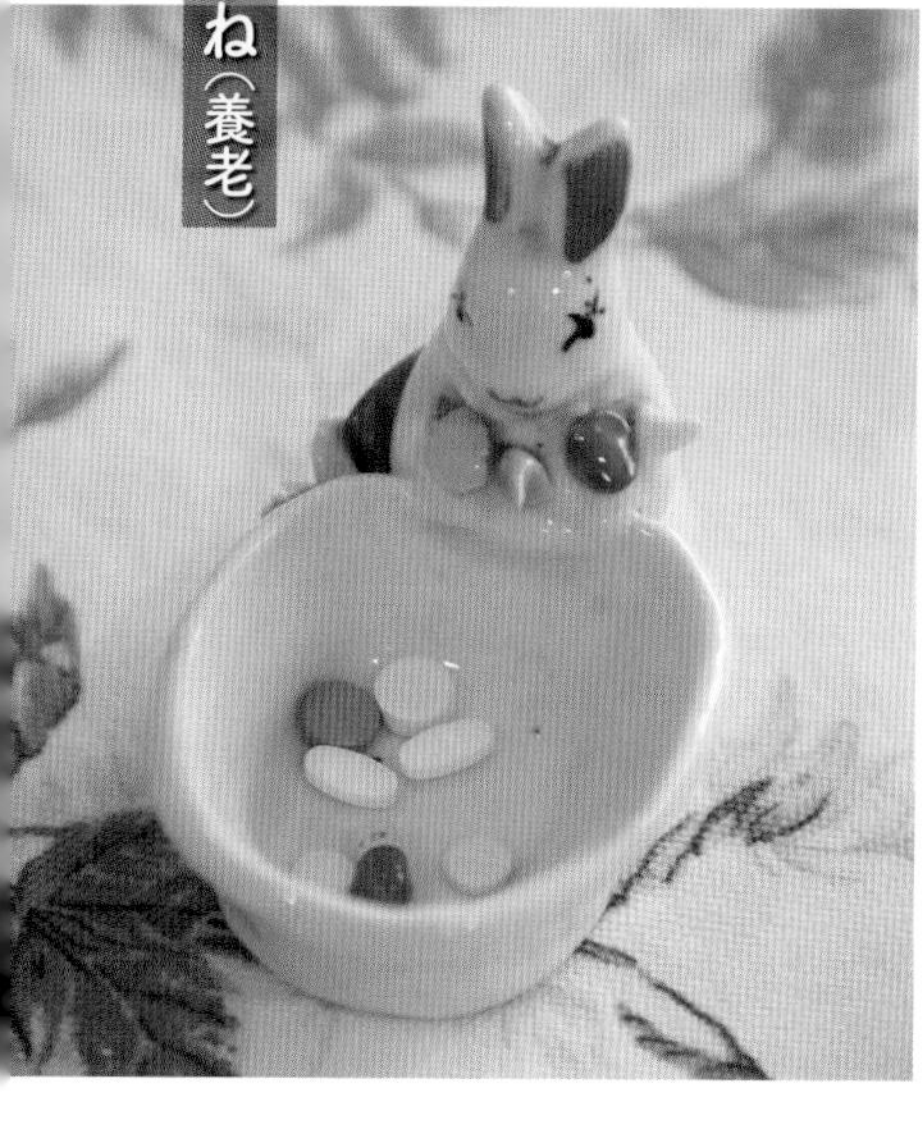

養老先生の常備薬。
飲み忘れない工夫が

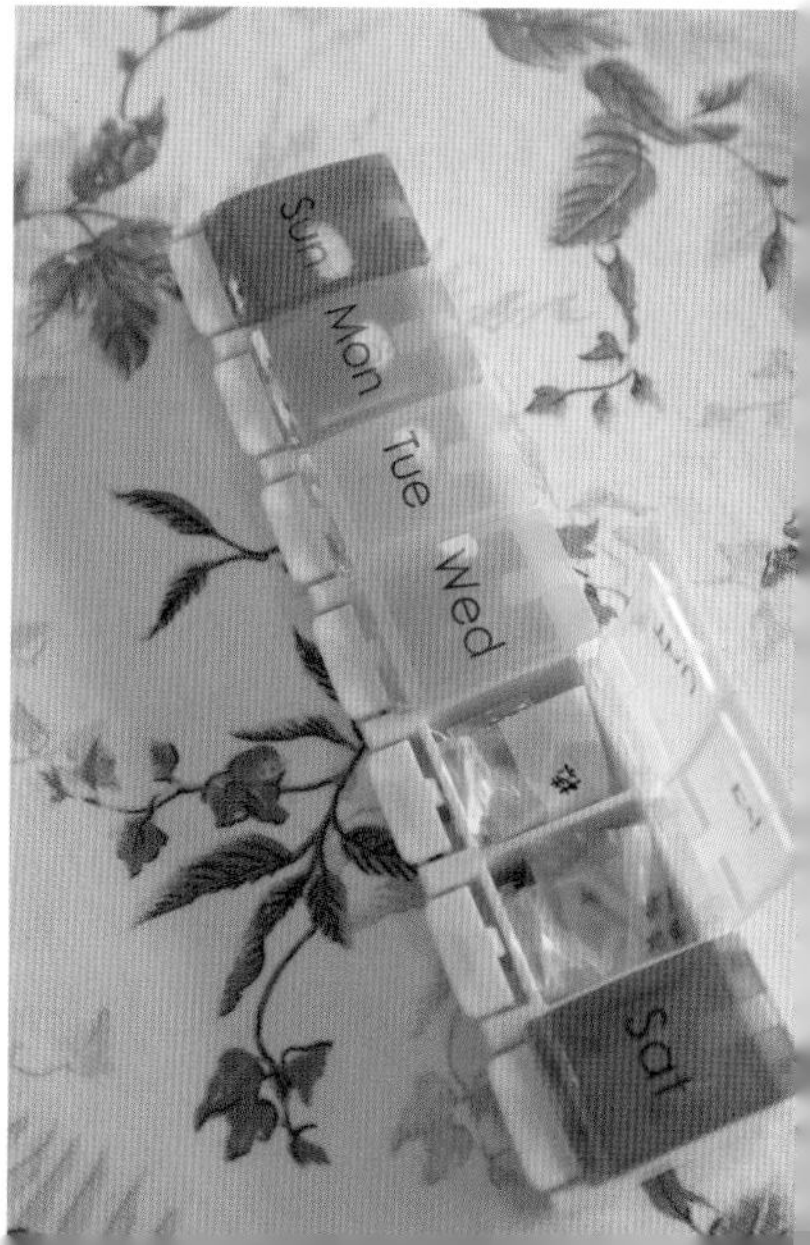

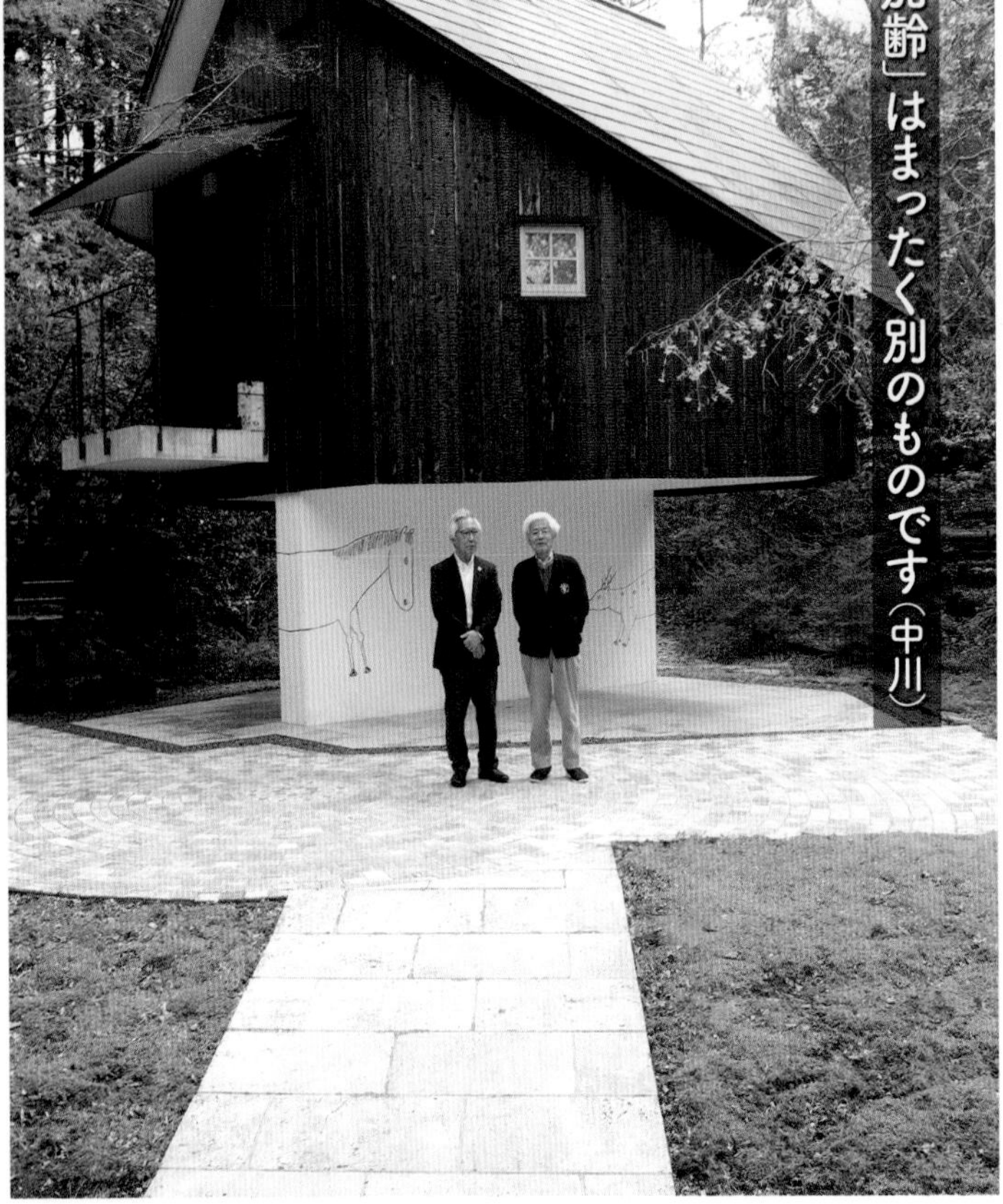

養老昆虫館の前にて、養老先生と中川先生

殺した虫を供養するために虫塚を建てました（養老）

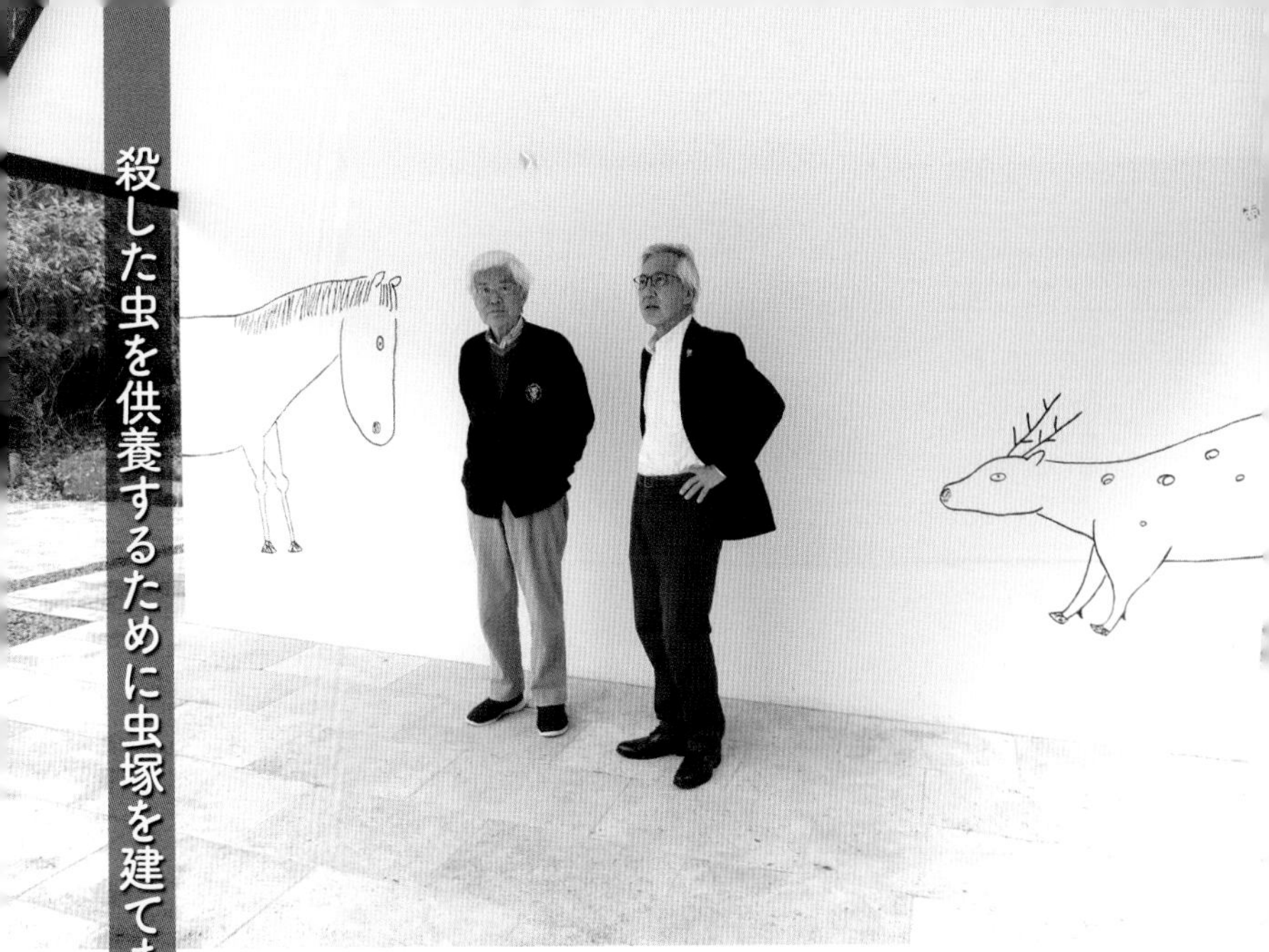

養老昆虫館の「馬鹿の壁」をバックに。壁画は南伸坊氏作

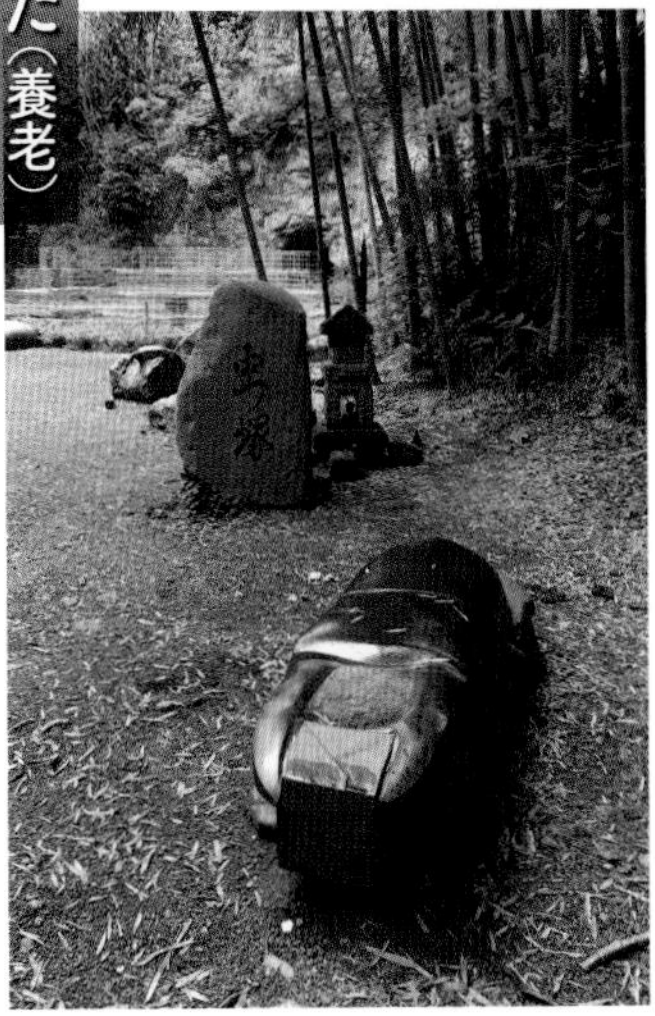

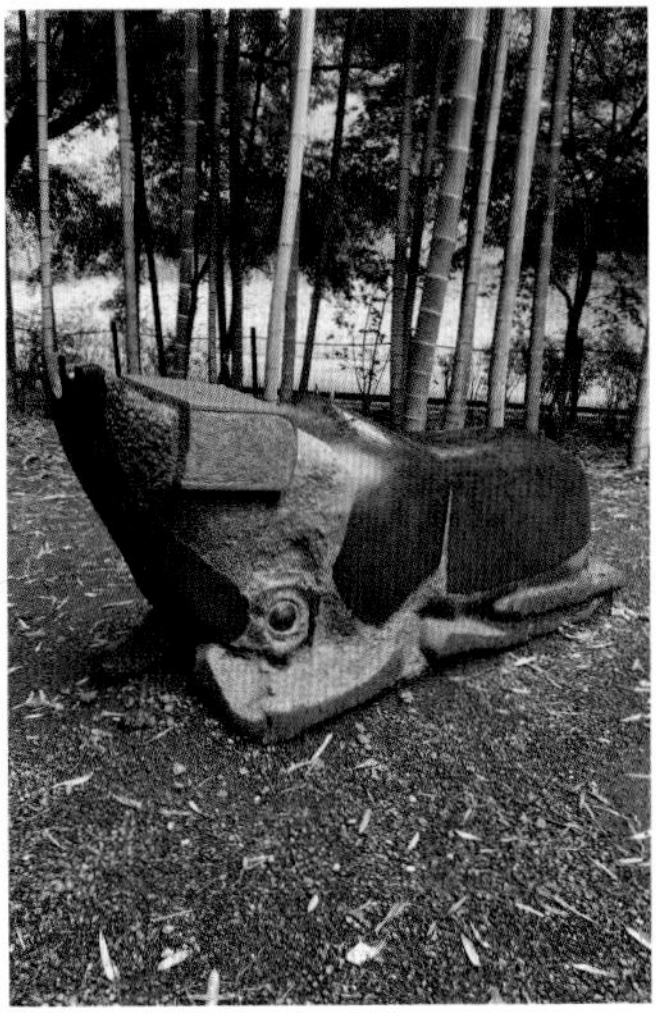

鎌倉・建長寺の虫塚に置かれた彫刻（佐藤正和氏作）

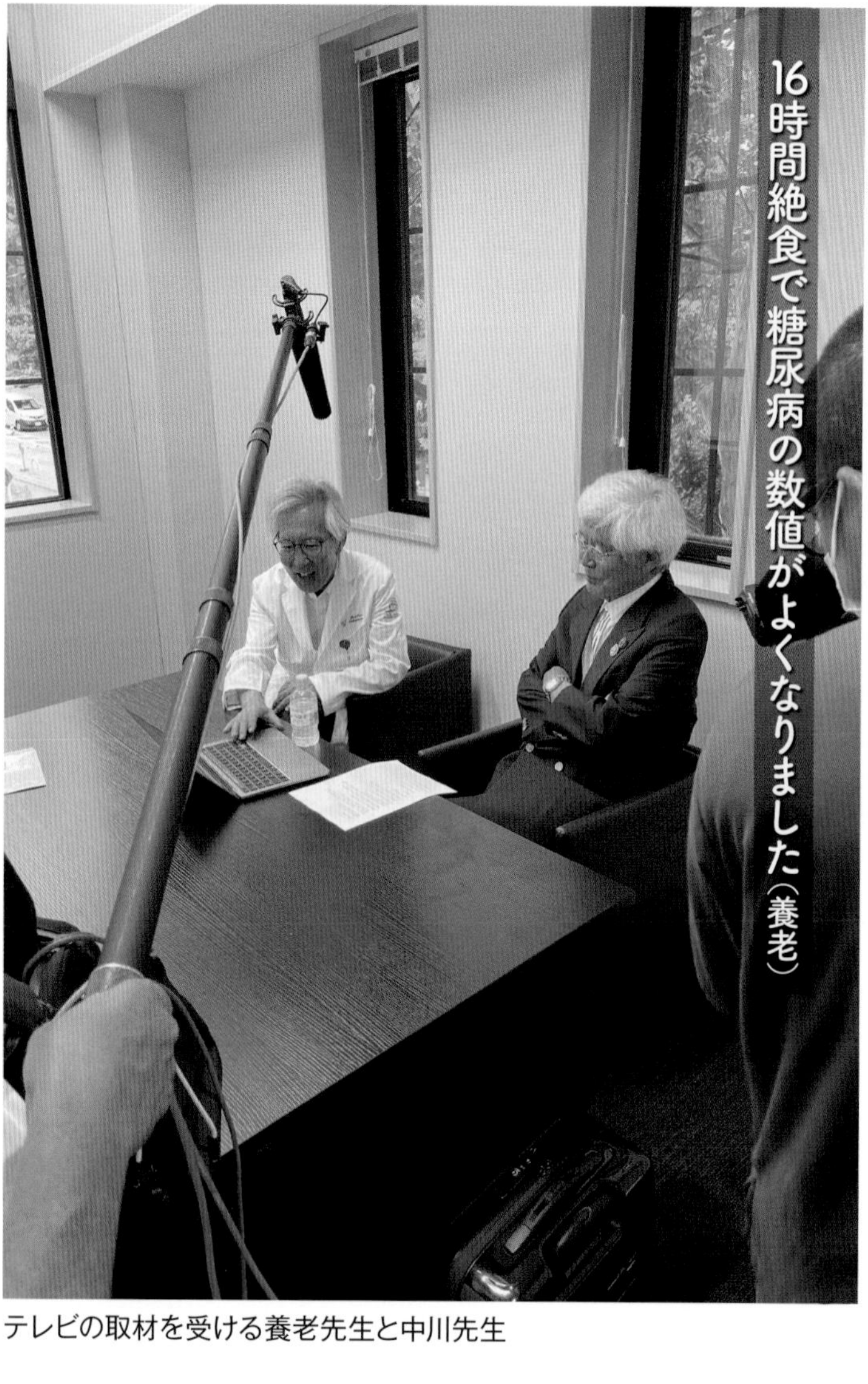
16時間絶食で糖尿病の数値がよくなりました（養老）

テレビの取材を受ける養老先生と中川先生

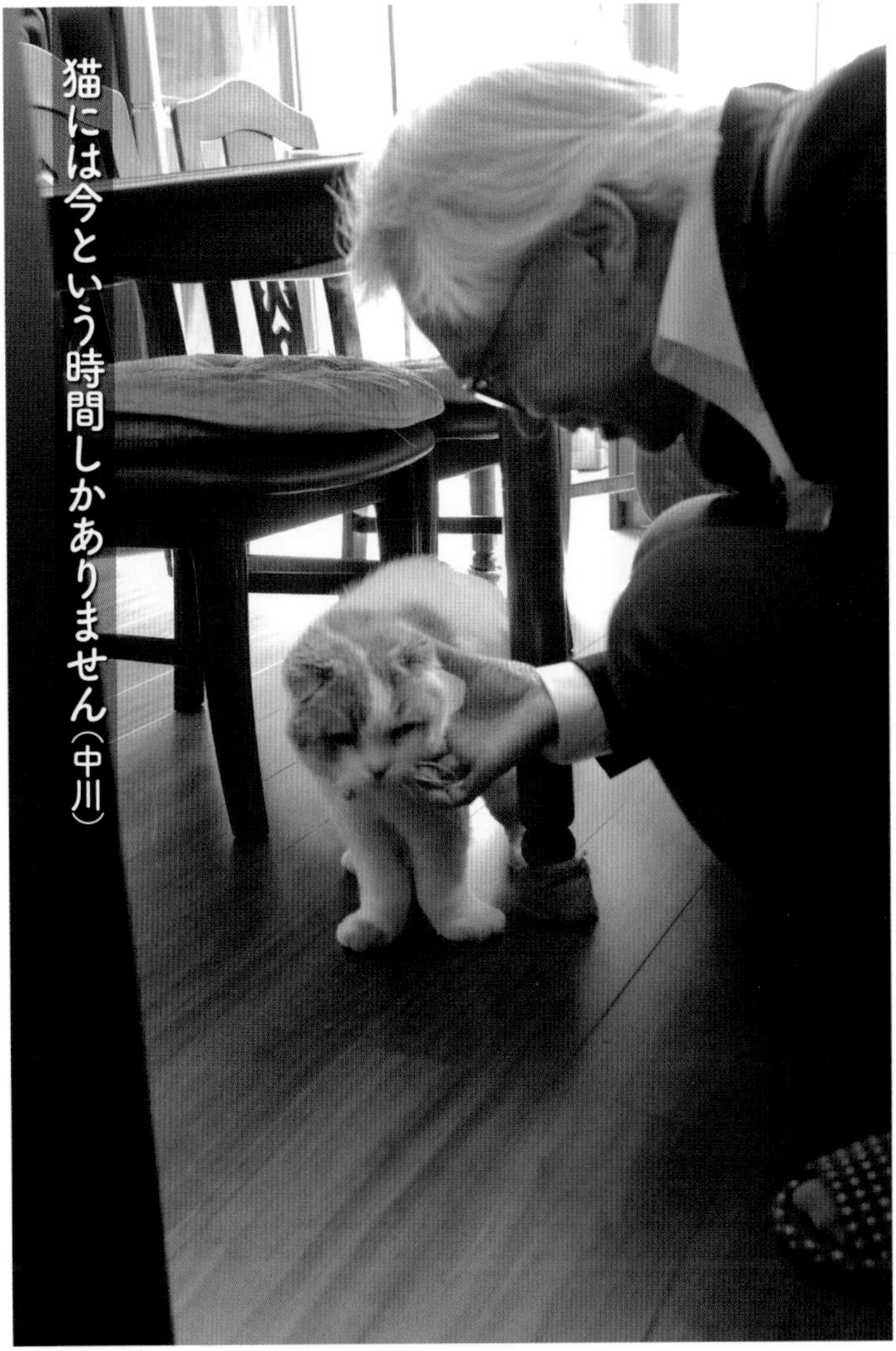

猫好きの中川先生がまると対面

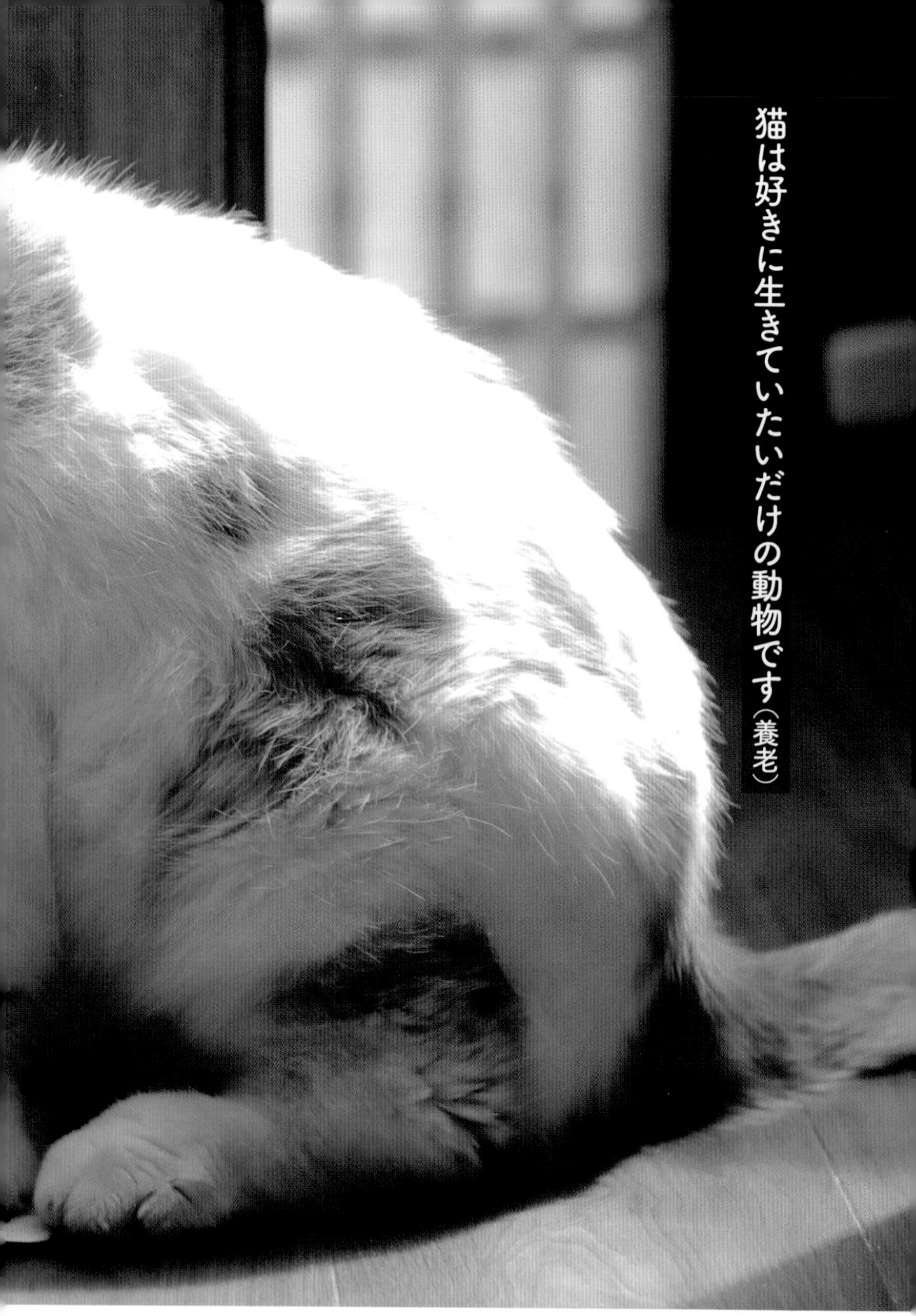
猫は好きに生きていたいだけの動物です（養老）

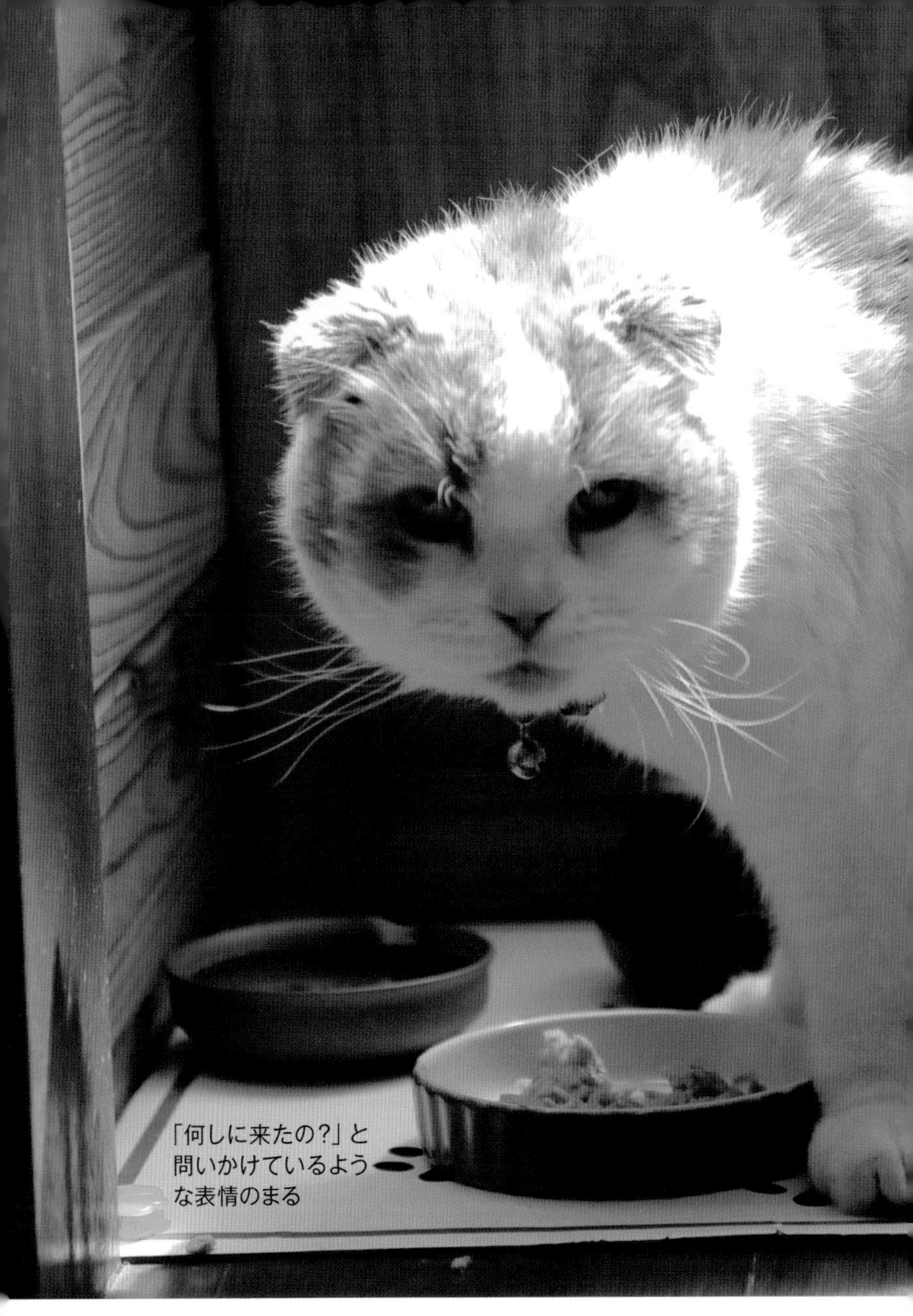
「何しに来たの?」と
問いかけているよう
な表情のまる

日本は「世間」が宗教の代わりになっています（中川）

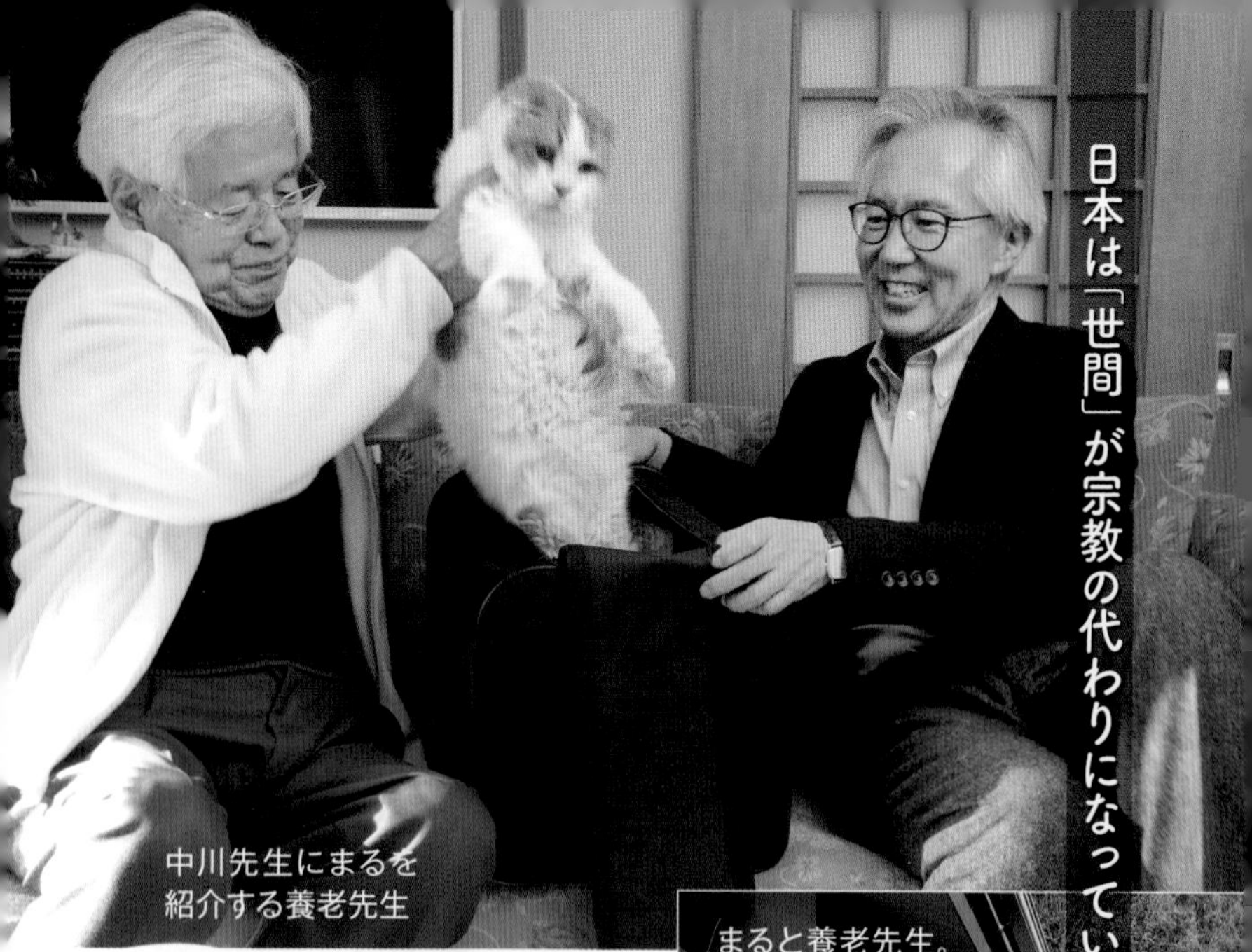

中川先生にまるを
紹介する養老先生

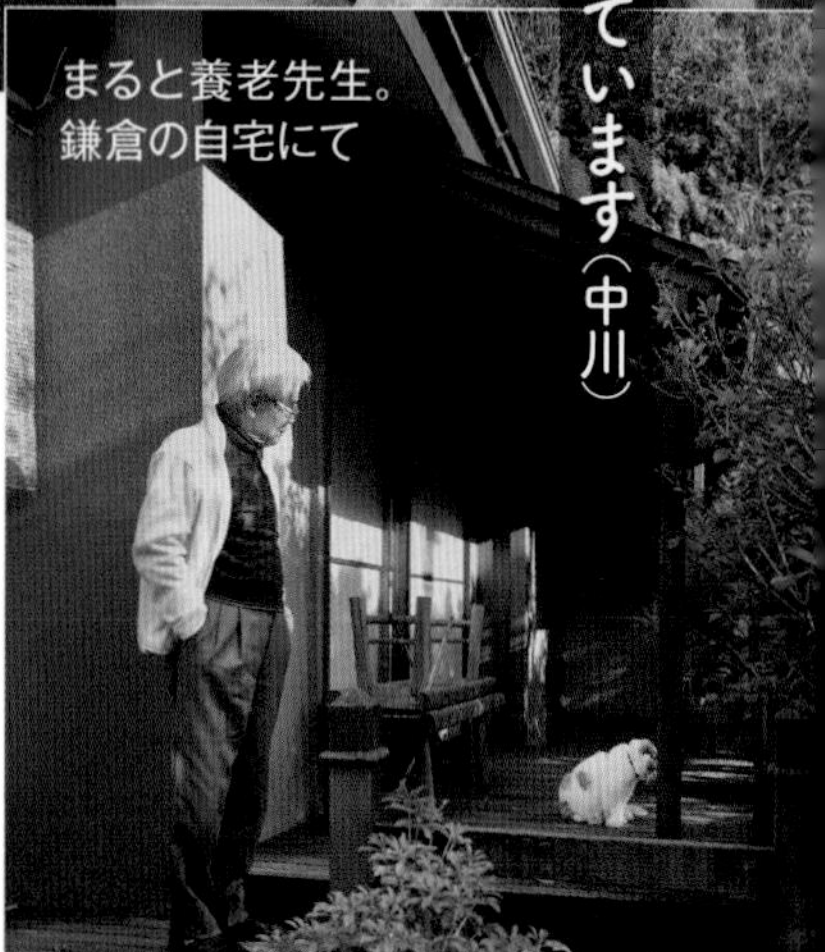

まると養老先生。
鎌倉の自宅にて

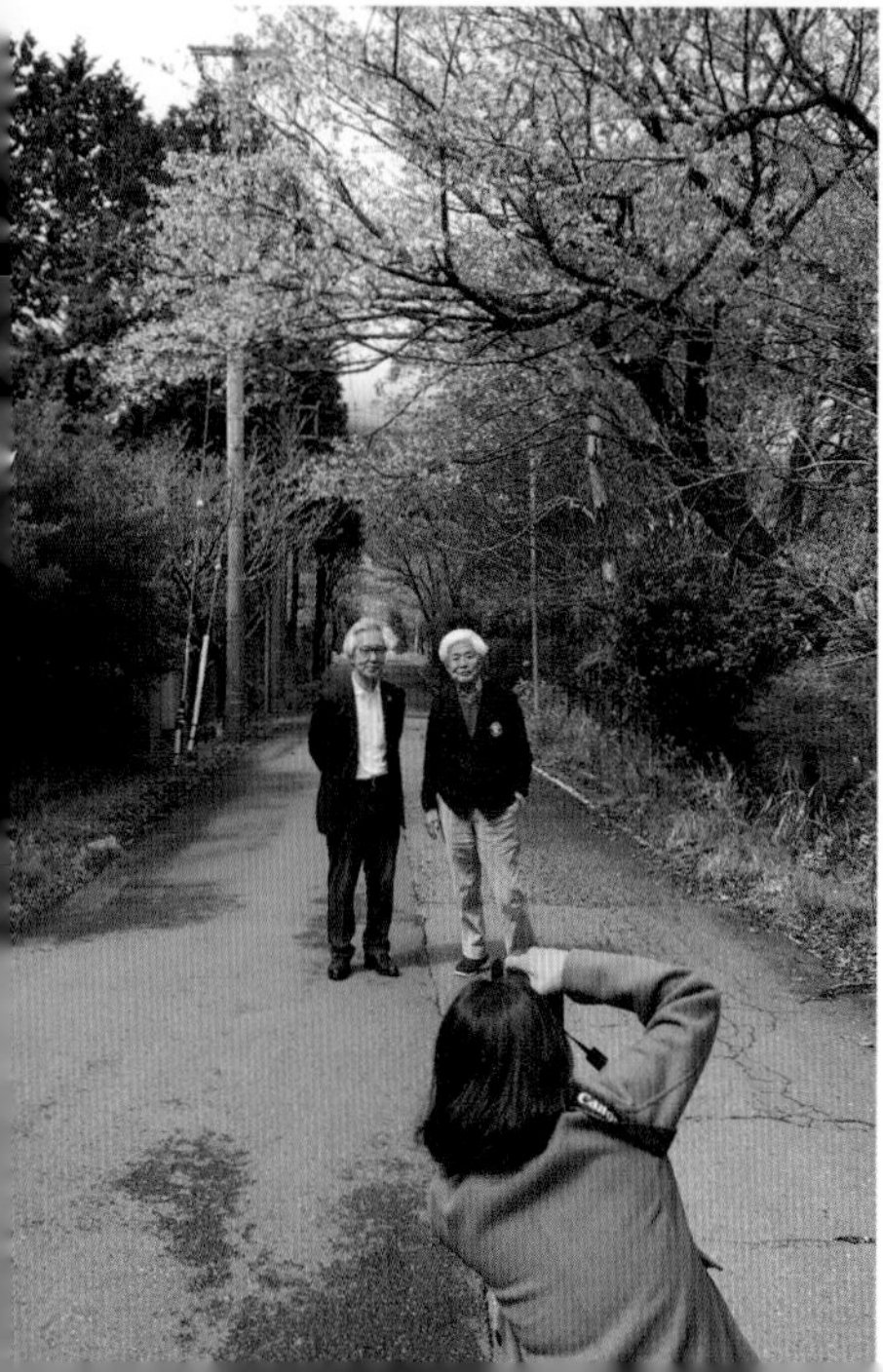

カメラマンのポージン
グに応える2人

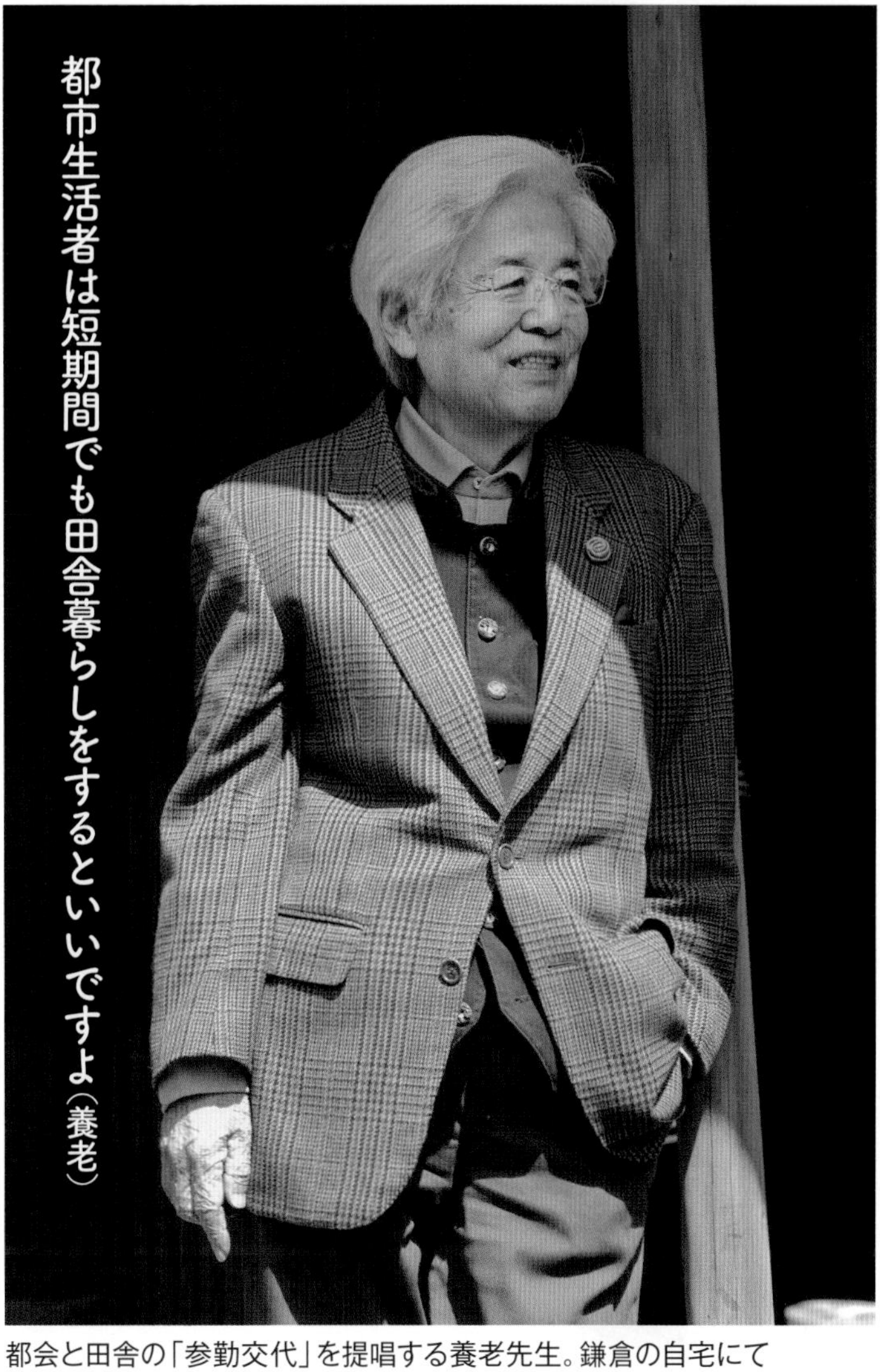
都市生活者は短期間でも田舎暮らしをするといいですよ（養老）

都会と田舎の「参勤交代」を提唱する養老先生。鎌倉の自宅にて

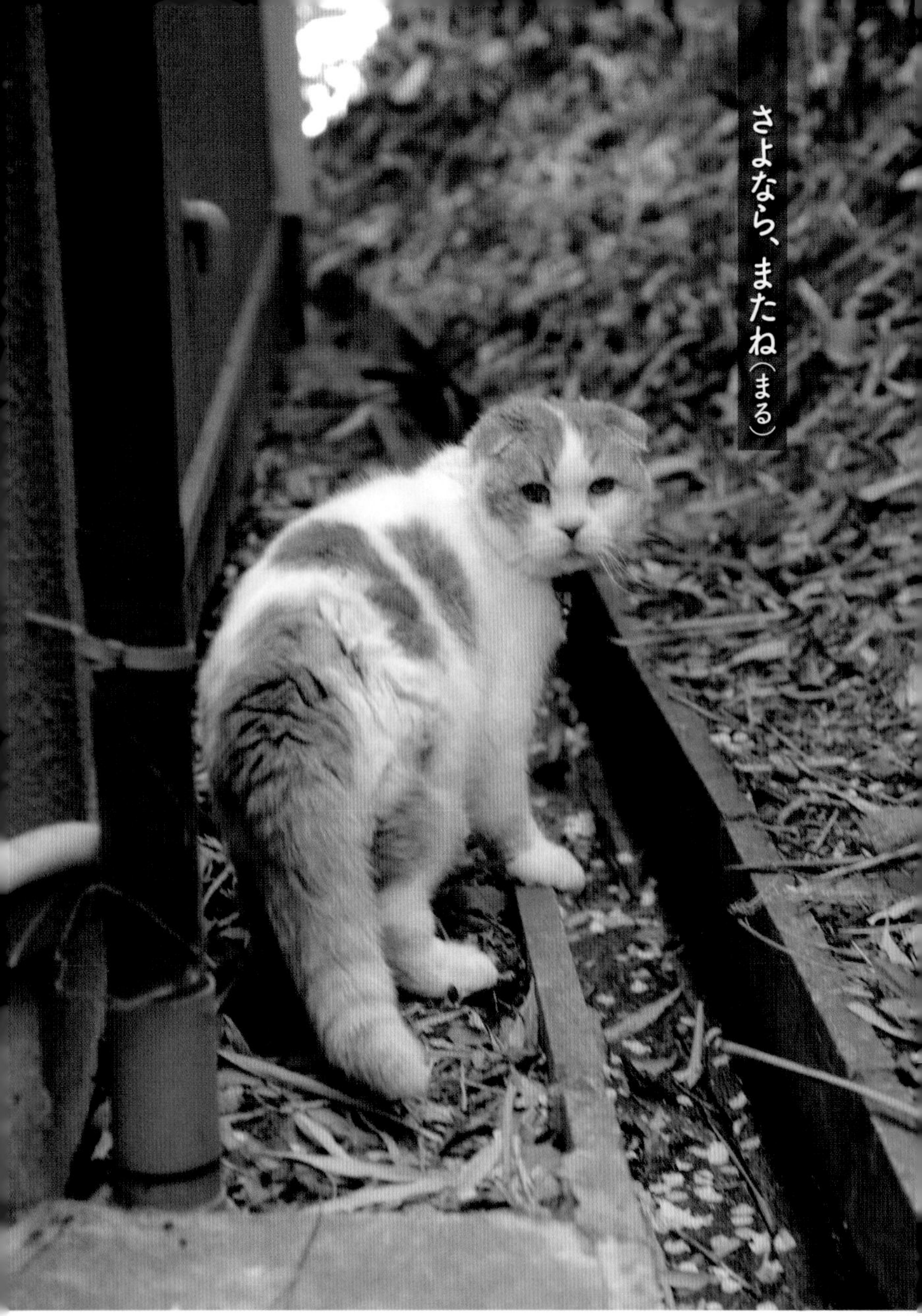

2020年12月21日まる没。享年18歳

まえがき

養老孟司

自分の病気の話を他人にするのは、趣味が良くない。最近はプライヴァシーがどうとかいうけれど、そういうことではない。私が大学勤めでいた頃、恩師の中井準之助先生が旧制一高の同窓会に出たことがある。戻られてから、「話題と言えば、病気と孫と勲章だよ」と噛んで吐き出すように言われた。以来自分の病気の話には気を付けようと思ってきた。

病気は自然現象である。これを敵視する人は意外に多い。自然は敵でも味方でもなく中立なのに、都会人は得てして病を敵とみなす。人間社会に埋没している人ほど、その傾向が強い。

例えば政治家。コロナが始まったころ、アメリカのトランプ大統領やブラジルのボルソナロ大統領が典型だった。2人ともおかげでコロナのしっぺ返しを食らった。中国の習近平主席はゼロ・コロナ政策を採って物議をかもしている。中国は極めて古い都市文明であるから、自然を敵視し、克服しようとする傾向が強い。

病気は日常性を破壊する。日常は「有り難いもの」、つまり「滅多にないようなもの」ではない。いわば「有り難くない」ものなので、破壊されない限り日常の有り難みは感じられない。病気は日常を壊すことによって、人々にさまざまな洞察を与える。親や子どもの死は人生の意義を深く考えさせるが、家族の病は家族の成員にいろいろなことを教える。

現代人の日常は安定したものではない。万事を徹底的に意識化していけば、世界は安定するはずだ、という誤った信念が人類を支配してきた。そうした世界が実現すれば、おそらく人は何も学ばなくなるであろう。

学生のころ、一部の友人が結核で一年間、休学することがあった。退院してくると、以前より大人になっていた。日常性の変化は若者を成長させる。安全安心の社会は、人々の成長を止めようとしているのであろう。

私の虫の友人2人、池田清彦と奥本大三郎は小学生時代に結核で1年間休んでいる。

その間に友人がいないので、虫を友とした。おかげで生涯の友人を得たことになる。私自身も若年のころには、病気ばかりしていた。だから人との付き合いが苦手で、今もそうである。その代わり虫が生涯の友人になった。虫は私の人生にさまざまな慰めを与えてくれるが、積極的な手伝いをしてくれるわけではない。そこから何かを得ようとするのは、当方の勝手であって、相手の都合ではない。

病気とは、人間の問題に自然が勝手に介入してくることである。それで人間のことしか考えていない政治家は錯乱するのであろう。そんな予定はない、というわけである。病気と死はつきものだが、どちらも基本的には人力及び難しである。秦の始皇帝が最後に不老不死の妙薬を探したのは、政治家としてむしろ当然であろう。

日常の病気には、そういう大げさな話は出てこない。ささやかな日常が壊れるだけの話である。この体験をどう生かすか、それがいちばん大切なことかもしれない。現代社会、とくに都会の日常は、日常自体の継続がその日常を破壊するという、一種の自己矛盾の問題になって来ている。だからＳＤＧｓ（持続可能な開発目標）であり、ＣＯＰ（国連気候変動枠組条約締約国会議）なのである。日常を考え直すのは簡単ではない。病気がその契機になれば幸いというべきであろう。

最近私はもっぱら２０３８年に想定されている南海トラフの地震を考えている。地震そのものが問題なのではない。この日本では、こうした大災害はほぼ百年に一度起こる。日本列島の発作みたいなもので、問題はその発作の落ち着き方である。日常が変化してしまう。

大正デモクラシーや「狭いながらも楽しい我が家」とエノケンが歌ったマイ・ホーム主義といった雰囲気は関東大震災で消え、治安維持法の改正、軍人内閣、さらには戦争へと歴史は一直線に進んだ。安政元年の江戸大地震は東南海地震と並行し、やがて安政の大獄から倒幕運動へと進むことになった。日本社会は「空気で動く」というが、こうした天災の後は空気が一変するのであろう。２０３８年の後はどうであろうか。私は多分生きていないので、知ったことではないが、いわゆる日本の将来はここにかかっていると思わざるを得ない。災害の後にどのような日常を想定するのか。

本書は前著『養老先生、病院へ行く』の続きということになる。前著が意外に好評を得たので、引き続きということで本書が成立した。最後の章として、前回のヤマザキマリさんの代わりに阿川佐和子さんにご登場いただいた。お2人ともに私があえてコメントを加える必要があるような方たちではない。ただ男2人の武骨な対談に柔らかさを与えていただいたと思う。たいへんありがたいことであった。

その後、私自身はまったく元気に日常を過ごしている。おかげさまで入院のことなどほぼ忘れてしまった。次に入院することがあるとすれば、もはや一巻の終わりということだろうと思う。

この「まえがき」で触れたことは、最近考えていることなので、病気のおかげと言ってもいいかもしれない。

先日も病院に行ったら、「検査の数値はどれも悪くありません」と言われたので、「じゃあ、なんで死んだらいいんですか」とうっかり訊いてしまった。ろくな患者ではない。もうちょっと、素直になるべきではないかと反省している。

目次

第1章

養老先生、医療について語る

1年数カ月ぶりに東大病院を再診

養老孟司

第2章

健康法は人の数だけ存在する

養老先生が始めた健康法とは？

中川恵一

第3章

養老先生、「老い」を語る

年寄りが若い人たちに言っておきたいこと

養老孟司

第4章

「加齢」との賢いつきあい方

不連続な変化に気を付けて生きる

中川恵一

第5章

養老先生、死を語る

虫の法要は何のためにやっているのか

養老孟司

第6章

死のリスクをゼロにはできない

自分らしく死ぬことを忘れた日本人

中川恵一

第7章

特別鼎談

医療、介護、そして猫を語る

養老流、医療とのつきあい方とは？

養老孟司×中川恵一×阿川佐和子

●装丁　田中俊輔（PAGES）　●本文デザイン　平野智大（マイセンス）
●編集協力　福士 斉　●写真　渡辺七奈　●編集　加藤紳一郎
●撮影協力　山の上ホテル　●印刷　シナノ書籍印刷

第1章

養老先生、医療について語る

1年数カ月ぶりに東大病院を再診

養老孟司

1年数カ月ぶりの再診を決意

２０２２年2月8日、東大病院に再診に行くことになりました。２０２０年の6月、心筋梗塞の治療のため東大病院に2週間ほど入院し、退院してからは薬を処方してもらうため、何カ月かおきに通院していたのですが、その後、特に体調に大きな変化はありません。

それに、医療が逼迫しているコロナ禍において、自分は不要不急の患者のような気もします。果たして、こういう患者を病院は歓迎してくれるのでしょうか。

そんなことを考えて、東大病院の中川恵一さんにお願いし、薬の処方と検査は鎌倉の近所のクリニックでできるようにしてもらいました。以来、東大病院には行っていません。最後に東大病院を受診したのは、２０２０年12月ですから、1年数カ月ぶりの再診ということになります。

この日、再診した理由は心筋梗塞を見つけてくれた中川さんから、「そろそろ再診に来ませんか？」と誘われたことがきっかけです。
心筋梗塞で入院し、その後、白内障の手術もしていただくなど、東大病院の先生方にはずいぶん親切にしていただいたのに、理由もなく再診しないというのでは具合が悪いのでしょう。

行かないと中川さんに迷惑がかかるような気もしました。中川さんははっきりとは言いませんでしたが、僕が通院をやめてしまったことを、東大病院の先生方は快く思っていないのかもしれません。医療とはできるだけ距離をとりたいという考え方は、基本的に変わっていませんが、再診拒否の不義理はできないような気がしました。

前の受診から1年以上たっているので、1回くらいは行っておいたほうが、中川さんの顔も立つでしょう。そう思って予約を入れてしまいました。約束したのですから、行かないわけにはいきません。

でも本音では病院に行きたくはありません。「年寄りは医療なんか受けずに放っておけばいい」といった意見が出てくる時代ですから、医療費をかけるだけ無駄なような気もします。

それに死んだとしても、「あ、そう」ですむ年齢ですし、世間には僕がもう亡くなっていると思っている人もいます。以前、東京農業大学の昆虫学研究室に行ったとき、学生から「養老さんじゃないですか、もう死んだと思ってました」と言われたことがあるくらいです。もういつ死んでもおかしくない年齢なのです。

糖尿病の先生から入院を勧められた

再診の日は、午前中に血液検査をしてから中川さんの診察。その後、糖尿病・代謝内科、眼科、循環器内科の受診、心電図やＣＴの撮影などを行い、すべて終わるのが夕方の４時という予定になっていました。丸一日病院にいると思うと気が重くなります。

中川さんは、医療からできるだけ遠ざかりたいという僕の考え方を理解しているので、今日の診察で各先生から何か言われたら、どう答えればよいか、いろいろアドバイスを受けました。

一番の問題は、糖尿病のヘモグロビンＡ１ｃという数値が、僕の年齢84歳（当時）と同じ8・4だったこと。糖尿病・代謝内科の先生からいろいろ言われるのではない

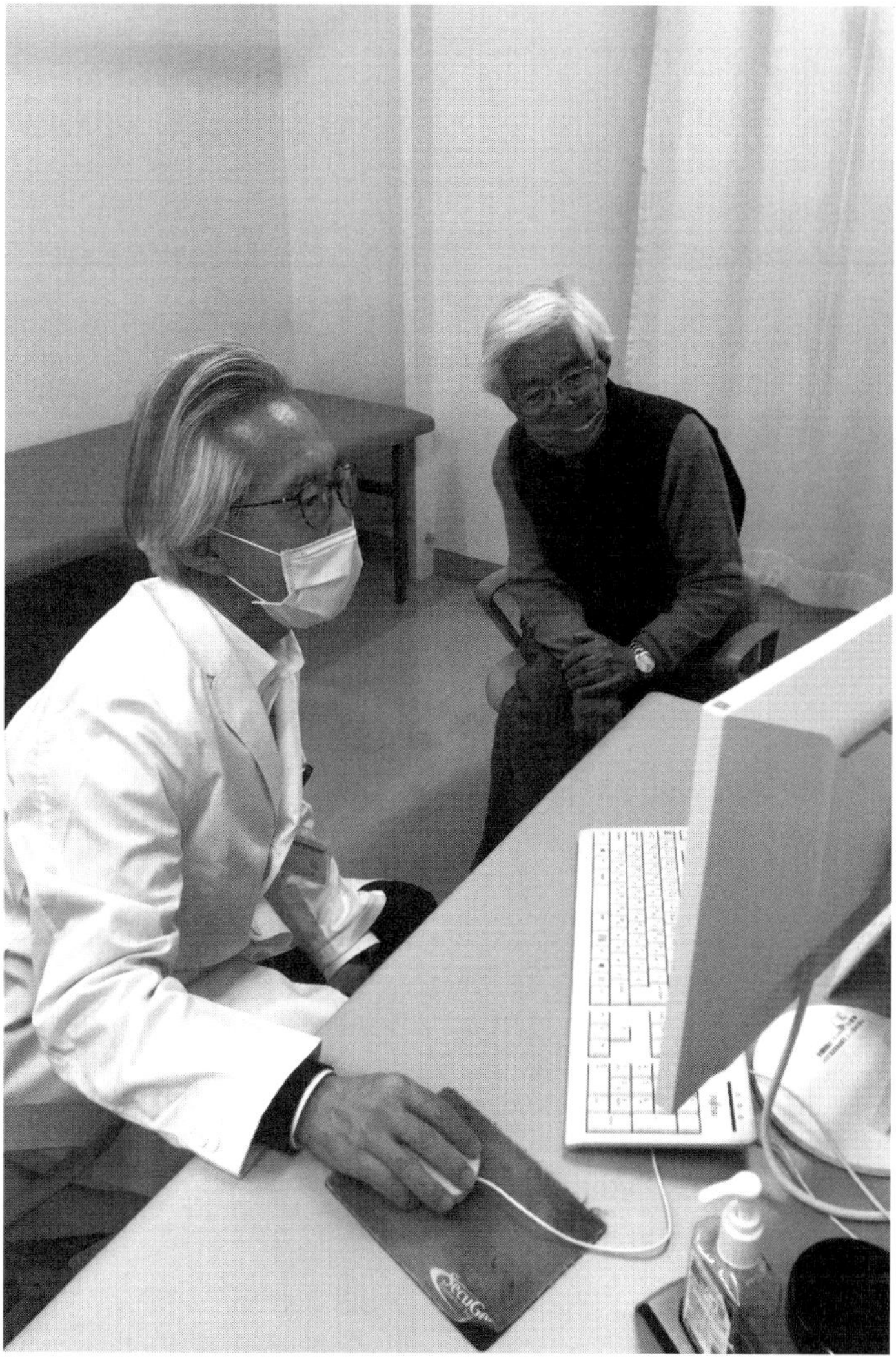

中川先生の診察を受ける養老先生。その後の診察のアドバイスも受ける

かと心配してくれたのです。前に薬を替えて食欲がなくなったことがあるので、薬を替えると言われたら注意したほうがよいとも言われました。

自分でも、長いこと数値が高い状態に体が慣れているから、急に下げると体の調子が狂うのではないか、という不安があります。でも普通のお医者さんは、そうは考えないでしょう。中川さんが言うところのガイドラインから外れた治療には慎重にならざるをえないのだと思います。

予想したとおり、糖尿病・代謝内科の先生からは、糖尿病の数値が高すぎるので、本来なら入院すべきレベルだと言われました。薬だけでは数値をコントロールできないようだからと、入院を勧められたのです。

糖尿病の入院はインスリン治療の導入時によく行われます。1型糖尿病の人はインスリンがまったく出ないので、毎日インスリンを注射しないといけません。そこで、入院してインスリンを打つタイミングや用量を調べるのです。

僕の場合は2型糖尿病といって、インスリンは分泌されていますが、有効に効いていない状態です。本来は入院する必要がないのですが、教育入院といって、入院して数値を測りながら、ごはんの食べ方とか運動のやり方を教わるという入院治療があります。

教育入院は以前も勧められたことがあって、そのときは少し運動を多めにしたら、数値が下がったので、なんとか断わることができました。

今回も入院は断わりましたが、先生も笑っていたので、入院する気がないことがわかっていたのでしょう。ただ運動と体重のコントロールをするように言われました。おそらく、先生としてはそう言うしかないのでしょう。私も「運動します」と答えておきました。

しかし運動するといっても限界があります。僕は歩くのはずっと昔からの習慣で、今も毎日30分は歩いています。虫捕り（昆虫採集）に行くときはもっと長い距離を歩きますし、この年齢の運動としては十分すぎると思っています。

それなのに、糖尿病・代謝内科の先生は「もっとやせてもいいのでは？」と言うのです。僕は入院する前に15kg以上やせています。退院してから体重が戻ってきましたが、それでも元の体重より5kgくらいやせているのです。

年寄りがこれ以上体重を落とすのは体によくないような気もします。それに、最近は少し太っているほうが長生きと言われていますしね。

そもそも、そんなにたくさん食べていません。年寄りですから、若い頃のような食欲もありません。食事の量に関しては、以前に比べれば確実に減っています。処方された薬をきちんと飲んで、食事を減らし、運動もしているのに、これ以上何をしろと言うのでしょう。

右目が見えないのは子どもの頃から

次の眼科の診察では、眼底写真を撮った後、先生から糖尿病が原因と考えられる眼底出血があると言われました。

最近、右目が見えにくくなりましたが、もともと右目は見えにくいのです。小学生の頃から右目の視力が低く、その頃は近視で片づけていました。しかし視力が低い原因は近視だけではなかったようです。生まれつきじゃないかとも思っています。

見えにくくなってからは、基本的に片目でものを見ています。本を読むときも、ほとんど左目だけで見ています。

虫（昆虫）を顕微鏡で観察するともっとよくわかります。昔は左目で顕微鏡を覗いて、右目で虫をスケッチしていましたが、それがうまくできません。今は両眼で立体的に見られる実体顕微鏡を使っていて、スケッチしなくても写真が撮れるので、その面倒はなくなりました。

両目が利かないと、遠近感がないので立体視ができません。例えば、凹凸したところがはっきりわかりません。片目だけの視野で、虫を解剖していると、一番困るのは手前と奥がわからなくなることです。虫の脚をつかもうと思っても、ピンセットの手前に脚があるのか、奥に脚があるのかわかりません。もう試行錯誤しながらやるしかないのです。

でも遠近感がないことが気になってきたのは、２０２０年に白内障の手術をしてからのことです。手術前は水晶体が濁っていたので、視野がぼんやりしていました。手術した後は、はっきり見えるようになったけれども、逆に遠近感が極端に悪くなったように感じられます。だから右目が眼底出血のせいで急に悪くなったのか、白内障の手術の前から悪かったのかはよくわかりません。
右眼には緑内障もあるのですが、眼圧は正常に近いので眼科では治療せずに様子を見ることになりました。

循環器内科の診察は、心筋梗塞の治療後の経過観察です。心電図には心筋梗塞の跡を示す波形があるそうですが、特に問題はないそうです。

すべての診察や検査を終えると、夕方4時を過ぎていました。その後、病院で本書の取材を受けたのですが、編集者から「ちょっと元気がないみたいですけど?」と聞かれたので、「病院に元気で来る人はいないでしょう」と答えました。病院に来る前は元気でも、病院に入ったとたん元気がなくなるものです。この日は本当にくたびれました。これだから、病院に行くのは面倒なんです。

16時間絶食を試してみた

ヘモグロビンA1c8・4という数値について、中川さんからは、それほど気にし

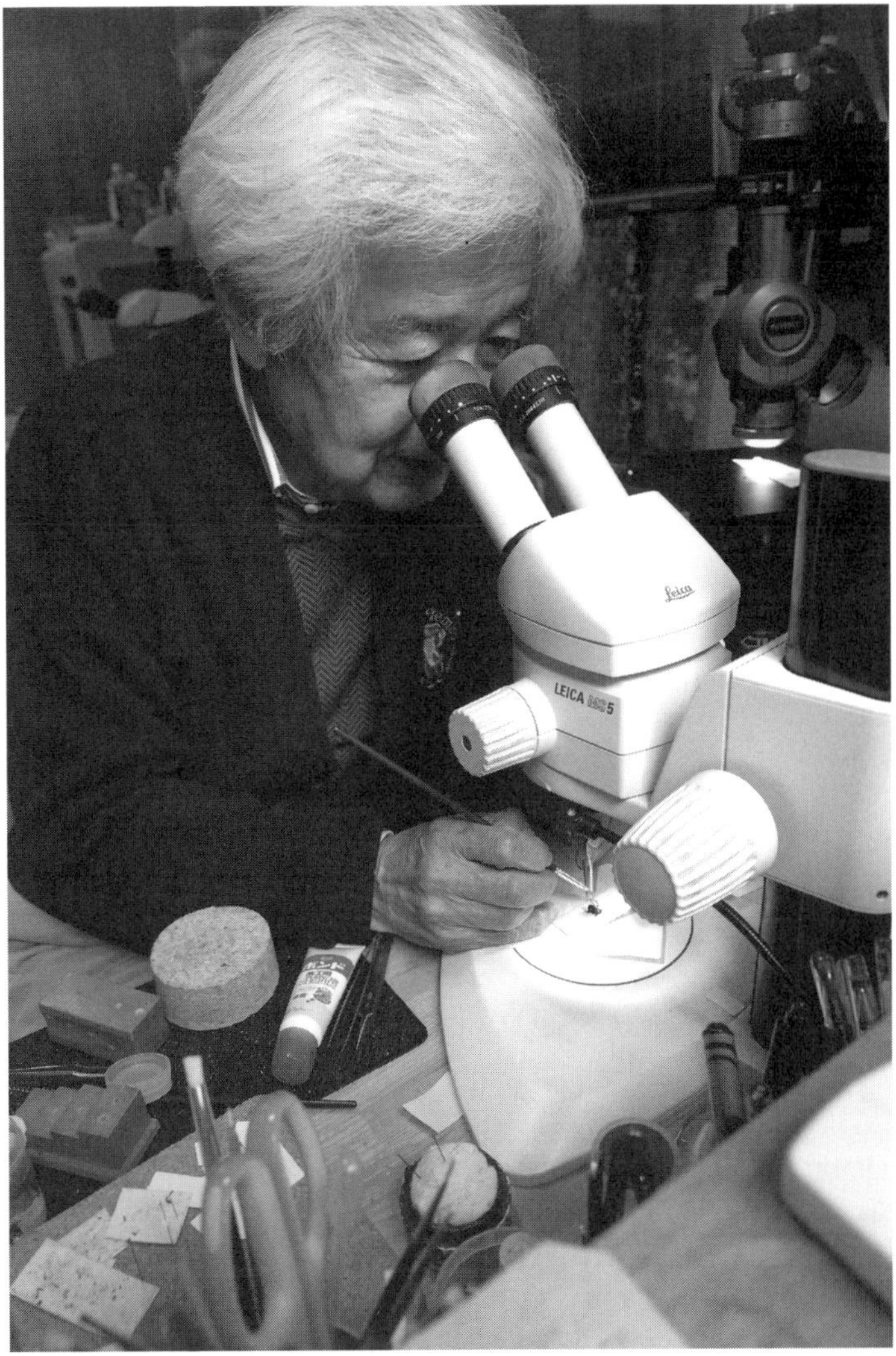

実体顕微鏡で昆虫の標本を調べる養老先生。立体視しづらくなったとか

なくてよいと言われました。しかし、糖尿病・代謝内科の先生からは下げろと言われています。結局、4月12日に次の診察の予約を入れてしまったので、それまでに何かしなければと思っていたところ、あおき内科さいたま糖尿病クリニックの青木厚先生と対談する機会がありました。

対談の前に、青木先生が『「空腹」こそ最強のクスリ』という本を送ってくれました。それを読んだら、1日16時間何も食べない時間をつくると糖尿病によいと書かれていました。

それまで、糖尿病がよくなるか悪くなるかは、食事の量が問題だと思っていましたが、そうではなくて、どのくらいの頻度で、いつ食事をするのかが大事だということに気付きました。

糖尿病の薬も飲んでいて、毎日歩いて運動もしています。食事もこれ以上は減らせないので、他に手がありません。それで16時間絶食をやってみることにしました。週1回でも効果があるというので、それもやれそうだと思った理由の1つです。

16時間絶食をするためには、夕食を早く食べて、朝食を遅くしなければなりません。

例えば、夕食を6時に食べ終えて、翌朝10時に朝食をとれば16時間の絶食になります。最初、朝食を10時になってから食べると妻に言ったら笑っていました。

青木先生によると、16時間絶食して空腹の時間をつくることが重要だということです。確かに食べないと体に力が入らない気がしますが、その一方で、頭がボーッとする時間がなくなりました。

16時間、何も食べないのはつらいのではないかと言う人がいますが、僕の場合はそれほどでもありません。もともと食べるか食べないかは体にまかせているので、食べたくなるまでは食べません。そうすると、昼食は抜くことが多くなります。

また冬から春にかけては虫の標本づくりのため、鎌倉の自宅ではなく、箱根の別荘にいることが多いのですが、ここには妻がいないので、自分で炊事しないといけません。標本づくりを中断して食事をつくるのは面倒なので、食事を抜くことはしょっちゅうあるのです。

標本づくりに集中していると、朝だけ食べて、昼食も夕食も抜くことが珍しくありません。他の人はわかりませんが、僕にとっては食事を抜いたり、16時間絶食することはそれほどつらくはないのです。むしろ、空腹をしっかり感じたほうが、気持ちがよいと感じます。

中川さんからは、4月12日の診察はキャンセルしてもよいと言われていました。でも行かなければ、きっと東大病院の先生方との間で、大変な思いをするのではないかと思い、行くことにしました。前著の『養老先生、病院へ行く』にも書きましたが、医療にいったん関わると、そのシステムからなかなか抜けられなくなるものです。

問題になっていたヘモグロビンA1cの数値は7・5に下がっていました。今までと何か生活で変えたことといえば、週1回の16時間絶食を始めたことだけなので、その効果しか考えられません。おかげで、糖尿病の先生からは何も言われませんでした。

かゆみで死んだ人はいないと言われた

4月12日は、中川さんに鼠径部からお腹にかけてのかゆみについて相談しました。かゆみで睡眠不足になるくらいだったので、けっこう深刻な症状です。とりあえず、家にあったかゆみ止めの塗り薬でしのいでいましたが、かゆみが完全に止まるまでにはいきません。それに発疹も残っています。

普通なら皮膚科の受診を勧められるところなのでしょうが、中川さんは僕がこれ以上、診療科を増やしたくない気持ちを察してくれて、内々で何とかしようとしていました。


乾燥肌の可能性があるとのことですが、中川さんは放射線科の医師なので、見ただけでは原因がわかりません。もしかしたら、何かのアレルギーかもしれません。

とりあえず、中川さん自身も乾燥肌でかゆみがあるということで、自分が使っていた薬が残っているから私にくれると言っていました。まあ、それほど深刻な症状ではないので、放っておいていいでしょう。この上、皮膚科まで受診しなければならないのか、と考えただけで、気が重くなってしまいます。

そのすぐ後の4月16日、この本の取材を箱根の別荘で一緒に受けたとき、中川さんはわざわざ塗り薬をもってきてくれました。

ただ、このときはだいぶよくなっていました。箱根にいるとよくなるので、何かのアレルギーなのかもしれません。

かゆみは薬の副作用でも出ることがあります。そこで今飲んでいる薬をやめたらどうなるか試してみましたが、かゆみは止まりませんでした。だから、今飲んでいる薬のアレルギーでないことは確かです。

内科の医者をしている解剖学教室の教え子と会ったとき、「かゆいんだよ」と訴えたら、「かいちゃダメですよ」と言われました。こっちはかゆくてしょうがないのに、「かくな」と言うのはひどいと思います。かゆくて死んだ人はいませんが、医療というのは基本的にそうなっているのでしょう。

パパイヤアレルギーで激しい腹痛に

アレルギーといえば、僕はスズメバチとパパイヤで、アレルギーと思われる症状を起こしたことがあります。

スズメバチに刺されたときは、息苦しくなるなどアナフィラキシーと思われる症状が出ました。でもスズメバチの抗体を測ったら低いと言われたので、その後はあまり気にしていません。それでも、新型コロナウイルスのワクチンを最初に打つとき、中川さんに念のため相談しています。

パパイヤのアレルギーに気付いたのは、フィリピンのパラワン島に行ったときのことでした。吐き気の後、猛烈な腹痛が襲ってきたので、車でホテルまで連れていってもらって、ずっと横になっていました。

ベッドに寝たまま、地元の後輩の医者に電話しましたが、特によい知恵があるわけではありません。しかし時間がたつと、すっかり治ってしまいました。

そのとき、これが初めてではないことに気付きました。以前、タイの空港のホテルで、ビュッフェの食事をしたとき、同じ症状を起こしたことがあったのです。そのときは単なる食当たりで片づけていましたが、翌日、日本に帰る飛行機の中では大事をとってずっと横になっていました。

このときは、食後3～4時間くらいで、まず吐き気がして、その後に猛烈な腹痛が起こりました。ものすごい腹痛で、動くこともできませんでした。

フィリピンのホテルで横になりながら、そのときのことを思い出していたら、同じ食べ物を食べていたことに気付きました。

パラワン島には塀のない刑務所（イワヒグ刑務所）があって、そこがおもしろそうだったので見学に行ったのです。そこで昼食のお弁当を食べたのですが、白いごはんと、おかずは鶏肉と青パパイヤの千切りでした。青パパイヤはタイ料理でも使われていますし、沖縄でも食べられています。アレルギーがあるとすれば、青パパイヤ以外に考えられません。

しかも、パラワン島に行く前に、マニラに泊まって、夕食に和食を頼んだら、それにも青パパイヤがついていました。それを食べて、夜10時頃、「胃袋に何かあるな」という感じがしてきました。本当に胃袋の存在を感じるんです。

その後で、パラワン島に3～4日いましたが、そこで激しい腹痛の症状が出ました。おそらくマニラで胃袋の存在を感じたのは、パパイヤアレルギーの前駆症状みたいなもので、そこから免疫が過剰に働き始めて、パラワン島に行ってから一気に免疫が暴走したのではないかと推測しています。

もっとも、パパイヤのアレルギーは血液検査などで調べてはいません。でも検査したら出るに決まっているでしょう。

ポリープは調べなければ存在しない

4月12日の診察では、大腸ポリープを取るか取らないかについて尋ねられました。2年前に「取らない」と言っていたのに、また尋ねるんです。東大病院の先生方は取る気満々だと、中川さんから聞きました。

この大腸ポリープを放置していると、がん化するから取るべきだと言っているのですが、もちろん取る気はありません。

大腸ポリープがあることになったのは、心筋梗塞で入院して半ば強制的に大腸まで調べられたからです。入院患者に拒否権はありません。俎板《まないた》の鯉《こい》、「さあ、殺せ！」という心境になっていますから、やるより他に手がないのです。

そもそも大腸ポリープなんて、内視鏡で調べなければ存在しません。調べた人が取ると言っているだけだから、僕はそんなの知りませんよと答えるだけです。

胃にも胃がんのリスクを高めるピロリ菌というやつがいて、除菌治療を勧められましたが、これも「除菌しない」と言っています。

大腸がんにしろ、胃がんにしろ、年寄りががんの予防をする意味がわかりません。がんは年をとるほど増えるので、僕くらいの年齢ならがんが2つや3つあっても不思議ではありません。いったい、がんで死ななかったら、僕は何で死んだらいいのでしょう。心筋梗塞の治療をして、コロナのワクチンも打っています。死ぬ病気といったら、がんか肺炎くらいなのに、これでは簡単に死ねないですね。

タバコにはメリットもあるはず

東大病院の先生たちからは、タバコについても聞かれました。入院していたときは、もちろん吸っていません。病院内で吸ったら強制退院させられると聞いていましたし、病院では言われたとおりにしていたので、キッパリと禁煙しました。

退院してからも、しばらく禁煙していましたが、ときどき吸うようになって、今に至っています。

2月8日の再診では、少し吸っているけど家では吸っていないとか、テキトーに答えていましたが、基本的に吸いたいときは一服しています。

僕の肺のCT画像には肺気腫が認められています。肺気腫がひどくなると、酸素ボンベを引きずりながら生活しないといけなくなりますが、今のところ坂道を上るのも問題ありませんし、歩くと気持ちがよいくらいです。ですから肺はそんなに壊れていないと思っています。

70代のときですが、ブータンに行ったときも平気でした。ブータンの空港は標高2500メートルぐらいで、空気が薄いのですが、息苦しくはありませんでした。

健康のため禁煙したほうがよいと言われます。しかし、これは『愛煙家通信』に以前書いたことでもありますが、タバコが健康に悪いことなど、昔から誰でも知っています。僕が大学に入学した60年以上も前の話ですが、通学途中でばったり出会った同級生から「昨日タバコを吸って朝起きたら、口の中に嫌な味がまだ残っている。こんなもの健康にいいわけがない。俺はやめるから、お前もやめろ」と言われたことがあります。

つまり、タバコは60年以上も前から「健康に悪い」「お前もやめろ」と言われ続けているのです。にも関わらず、多くの人が吸い続けているのは、タバコに何らかのメリットがあるからでしょう。

タバコは健康に悪いかもしれないけれど、メリットもたくさんあると思っています。例えば、人間は1日の3分の1は眠らないと生きていけませんが、眠っているときに脳に溜まった無秩序を清算してスッキリさせていると考えられています。タバコを一服するのは睡眠と同じで、無秩序を少しだけ清算しているのかもしれません。

意識は秩序活動なので、意識活動にともなってエントロピーが増大し、その分、無秩序が生み出されます。だから、タバコをやめても別の方法で無秩序を清算しなければならないのです。つまり、今までタバコを吸って無秩序を清算していた人は、タバコをやめるだけではスッキリできないということです。

ちなみに中川さんによると、タバコをやめて発がんリスクが吸わない人と同じになるまでに、20~25年かかるそうです。今からやめて20年としても、僕は105歳ですから、今から禁煙する意味はほとんどないでしょう。

第2章

健康法は人の数だけ存在する

養老先生が始めた健康法とは？

中川恵一

養老先生が15kgやせた原因は糖尿病

養老孟司先生が心筋梗塞で入院された経緯については、前著『養老先生、病院へ行く』で詳しく書いていますが、本書を先に読まれる方がいるかもしれませんので、簡単におさらいしておくことにしましょう。

養老先生は東大での私の恩師で、解剖学を学びました。卒業して私が医者になってからも、一緒に本を執筆したり、テレビ番組で対談する機会があり、それが縁で養老先生のお知り合いの病気の相談を受けることがたびたびありました。私はがんの専門医ですから、その多くはがんの相談です。

ただ、ご自身の病気について相談を受けたことはありません。ところが2020年6月に、養老先生ご自身の体の相談を受けることになりました。体調が悪く、体重が15kgもやせたので、一度診てほしいというのです。

養老先生の病院嫌いは有名で、健康診断もがん検診も一度も受けたことがありません。その養老先生が「診てくれ」というのは、言うなれば非常事態です。

短期間に15kgやせたということから、がんか糖尿病を疑いました。検査の結果、がんではなかったので、糖尿病でやせたと考えられます。

糖尿病は太った人の病気というイメージがありますが、進行すると細胞のエネルギー源であるブドウ糖（血糖）が外に出て行くようになり、逆にやせていきます。ここまで糖尿病が進行するのは、長い年月がかかります。しかし養老先生は病院嫌いですから、いつから糖尿病になったのかもわかりません。

なにしろ東大病院を受診されたのも26年ぶりです。次はいつ来られるかわからないので、血液検査や心電図、ＣＴ撮影などの検査を一通り行いました。

すると心電図に心筋梗塞特有の波形が見つかりました。また血液検査でも心筋梗塞を起こすと血液中に出てくる心筋逸脱酵素が認められました。養老先生が心筋梗塞であるのは間違いありません。緊急入院となり、循環器内科の医師らがカテーテルを用いて、詰まりかけていた血管にステントという器具を挿入して、血液が流れるようにしました。

一般に心筋梗塞は激しい胸痛が起こると思われていますが、養老先生の場合は、無痛性の心筋梗塞でした。これも糖尿病によるものと考えられます。糖尿病の合併症の1つに神経障害がありますが、神経がダメージを受けると痛みを感じにくくなる人がいるのです。

心筋梗塞というのは、心臓とつながっている冠動脈が詰まって、心筋に栄養や酸素が送れなくなり、心筋が壊死する病気です。突然死のもっとも多い原因の1つでもありますが、養老先生の場合は、右冠動脈の心臓から離れた末梢部分が完全に詰まっていました。ただ、その梗塞はただちに命に関わるものではありません。

実はそこだけではなく、左冠動脈の心臓に近い根元の部分もかなり狭くなっていました。ここが完全に詰まると、命に関わります。受診するのが、もう少し遅れたらどうなっていたかわかりません。だから養老先生はツキにも恵まれていたと言えるでしょう。

心筋梗塞の治療が終わり、退院してからもしばらく通院していました。ついでにというか、眼科の治療も受けていて、白内障の手術までしてしまいました。

２０２１年の年明け、養老先生から、一通のメールをもらいました。その内容は前著のあとがきに公開していますが、結論から言うと、東大病院にはもう行かないから、鎌倉のクリニックで薬をもらえるようにしてくれと言うのです。そのため、私が内科の糖尿病などの薬や、眼科の薬の処方を代行するはめになりました。

医療にはできるだけ近づかないと言っていた養老先生ですから、また元のように医療と距離をとる生活に戻っていったのだと私は理解しました。

しかし東大病院という組織は、そうはいきません。別に誰かに何か言われたわけではありませんが、まったく東大病院との関わりを断ってしまうのはマズいだろうと思い、養老先生に再診に来てもらうように頼んだのです。義理堅い養老先生は、その約束を果たしてくれました。それが第1章でご本人が述べられている2月8日の再診だったわけです。

16時間絶食で糖尿病の数値が改善

養老先生は年齢的にいくつかの病気を抱えていますが、1番問題となっているのが糖尿病です。

糖尿病がどれくらい悪化しているかを判断する数値に血糖値とヘモグロビンA１cがあります。血糖値は血液中のブドウ糖の濃度、ヘモグロビンA１cは１〜２カ月くらいの間の血糖の平均値を示しています。血糖値は検査の前の食事内容などによって変動することが多いので、最近はヘモグロビンA１cで糖尿病を管理するのが一般的になっています。

そのヘモグロビンA１cの値が、養老先生は８・４（２０２０年に入院した日は10・２）もありました。ご自分では「年齢（84歳）と同じ値だ」とジョークを飛ばしていましたが、基準値が６・２未満ですから、相当高い数値です。糖尿病の専門医であれば、間違いなくもっと下げなさいと言うでしょう。

ただ、私はその考えに全面的に賛成ではありません。脳が使うエネルギー源は基本的にブドウ糖だけなので、血糖値が下がりすぎると頭が働かなくなります。養老先生は頭を使うお仕事なので、急激に下げることで支障が出てくるかもしれません。

食事や運動で下げれば問題ないとは思いますが、養老先生曰く、「そんなに食べていないし、毎日30分歩いているから、もうやれることがない」とのことでした。

とりあえず、次の診察の予約を4月8日に入れていただきましたが、もしかしたら、キャンセルされるかもしれないと思っていました。

しかし、約束どおり、養老先生は診察に来てくれました。そしてヘモグロビンA1cの数値を見て驚きました。何と7・5まで下がっていたのです。これなら、糖尿病の先生もあまり文句は言わないでしょう。

何をされたのか聞いたところ、週1回、16時間絶食をされているとのこと。夕食を食べてから次の朝食をとるまで16時間何も食べないというのです。それを始めたことで、ヘモグロビンA1cが下がった可能性は否定できません。しかし糖尿病の先生にはあまり詳しく言わないほうがよいとアドバイスしておきました。16時間絶食をすると昼食を抜くことになりますが、糖尿病治療のガイドラインでは、食事は抜かず3食とることが推奨されているからです。

養老先生は病院嫌いであるだけでなく、健康にも関心がありません。というか、本人が「健康という概念そのものがよくわからない」と言っているくらいです。16時間絶食というのは、健康雑誌や週刊誌に載っているような健康法の一種だと思いますが、養老先生が健康法を始めるのは生まれて初めてのことではないでしょうか。

なお養老先生はその後、7月12日にも受診されています。そのときのヘモグロビンA1cは7・0まで下がっていました。

1日1食は健康のためではない

健康法としてやっているわけではありませんが、私の場合は1日1食、原則として、夕食しか食べません。この1日1食を何十年と続けているのですが、その理由は時間の節約になるからです。私は朝4〜5時に起きて原稿執筆などの仕事を始めるので、朝食を食べていると仕事になりません。昼も食べないから、病院の仕事も休まず続けられますし、食後の歯みがきも必要ないので、とても生活が楽だと感じています。

実は私も血糖値が高くて、一度、ブドウ糖負荷試験という厳密な検査を行ったところ、血糖値が300くらいまで上がっていることがわかりました。これは完全な糖尿病型の数値です。ところが血糖値の1〜2カ月の平均を示すヘモグロビンA1cのほうは、基準値内の5・6と低いのです。おそらく、平均値としては低いけれども、日中活動しているときには高くなっているのではないかと思います。

私の内科のカルテには、次回も血糖値が高かったら薬を出します、といったことが書かれていましたが、それっきり行かなくなってしまいました。だから、私も自分の体に対しては養老先生と似た対応をとっていると言えます。

糖尿病は肥満と関係が深い病気ですが、体重は64・5kgで、若い頃とほとんど変わっていません。ちなみに、キープすべき体重を64・5kgに設定しているのには意味があります。例えば65kgに設定したとすれば、66kgでも67kgでもあまり気にしなくなると思います。それではすぐに70kgまで上がってしまうでしょう。でも64・5kgとしておけば、65kgを超えたら「ちょっとマズいな」と感じます。だから、体重計も50g単位で測れるものを使っています。

もちろん体重をキープするために、毎朝ジムに行って運動もしています。ただやりすぎてしまう性格なので、腰や足を痛めたことがあります。それでもジムに行くのを休もうという気になりません。ある種の中毒なのだと思います。

養老先生も「歩くのが好き」と言うくらいなので、毎日30分以上歩いています。また、元気になってからは、虫捕りにも積極的に出かけていますから、ずいぶん歩いていると思います。

私もジムで、マシンを使ってランニングやウォーキングをしていますが、霊長類の中ではヒトだけが運動しないと生きていけない動物です。チンパンジーやオランウータンは運動しなくても生きていけます。ヒトが運動するようになったのは進化の過程で、果物を採る生活から獲物を捕る生活に変わってきたからだと言われています。

身近なところでいうと、猫は運動する必要がありません。犬は散歩させないとストレスで具合が悪くなると言いますが、ヒトも運動しないと生きていけない動物です。養老先生は「体の声を聞く」といつも言っていますが、自分の身体に従うという感覚があれば、最低限歩くことが重要だと思います。その点、在宅勤務は非常に不健康と言えます。

養老先生の16時間絶食にしても、私の1日1食にしても、それぞれ自分でよいと思ってやっているだけのことです。続けていても、それを負担に感じることがありません。だから続けているのですが、残念ながらどのくらい健康に役立っているかというエビデンス（根拠）はありません。

それより、「養老先生がやっているから私もやろう」といったノリで、読者が勝手にやると、血糖値が下がりすぎて低血糖になるとか、危ない面があることも否定できません。「養老先生がやっているから」ではなく、あくまで自分の体と相談して行うようにしてください。

お酒を飲んだほうが食事はおいしい

1日1食にしているもう1つの理由にお酒があります。私はお酒を飲まないと食事がおいしく感じられません。でも朝や昼に飲むわけにはいかないので、必然的に食事をするのは夜だけになってしまうわけです。

世の中にはお酒が飲める人と飲めない人（下戸）がいます。またお酒が飲める人の中には、飲むと顔が赤くなる人と赤くならない人がいます。

お酒のアルコール成分、エタノールは肝臓で分解されてアセトアルデヒドに変わり、さらに分解されて人体に無害な酢酸になります。顔が赤くなる人はアセトアルデヒドの分解に時間がかかるので、二日酔いもしやすいのです。

中国や朝鮮半島、日本列島には、2型アセトアルデヒド脱水酵素（ALDH2）が欠損している人がいます。それは人類がお酒を飲み始めるはるか前に、ポイントミューテーション（点突然変異）が起こり、ALDH2が欠損した遺伝子を持つ人が東アジアの一部に広がったからだと言われています。

日本では縄文の頃からお酒をつくって飲んでいたことがわかっています。しかし日本の先住民である縄文人には、そういった突然変異が起こっていないので、この遺伝子は渡来人が持ってきたと考えられています。東北や九州にお酒が強い人が多いと言われるのは、先住民の遺伝子が強いからなのでしょう。

両親から受け継いだ2本の遺伝子のうち、同じ対立遺伝子を持つものをホモ、違う対立遺伝子を持つものをヘテロと言います。1本が弱く1本が強いヘテロ欠損型が赤くなるタイプ。2本とも弱いホモ欠損型が下戸です。

ある調査によると、日本人は、遺伝子の欠損がないお酒に強い人が58％、飲むと赤くなるヘテロ欠損型が35％、下戸のホモ欠損型が7％いると言われています。

アセトアルデヒドは発がん物質の1つなので、お酒を飲むと顔が赤くなる人はがんになりやすいというデータがあります。欧米では欠損型が0％ですから、食事と一緒にワインなどを飲む習慣があるわけです。さらに言うと、あまり酔わない人は、酒を飲みながら食事をしたほうが、おいしく食べられるのです。

日本では、食道がんになる人の約70％が赤くなるタイプです。同じ量の飲酒の場合、赤くなるタイプや下戸タイプは、赤くならないタイプに比べて、食道がんのリスクが7・1倍になると言われています。

養老先生は喫煙者なのに肺が比較的元気

養老先生が2020年6月に東大病院に来られたとき、私はまず肺がんを疑いました。というのは、養老先生は愛煙家で有名だったからです。

一度、東大で講演していただいた夜、鎌倉のご自宅までタクシーで帰られたのですが、そのタクシーが禁煙車だったので、「配慮というものが足りないのではないか」

と怒られました。半分ジョークだったと思いますが、いまどき喫煙できるタクシーを探すのは至難の業です。

さてタバコが肺がんのリスクを高めるのは、みなさんご存じだと思いますが、実はタバコを吸うと、他の多くのがんになる確率も高くなります。

国立がん研究センターの研究によると、タバコを吸う人と吸わない人のリスクは、男性では肺がん4・5倍、食道がん3・7倍、胃がん1・7倍、大腸がん1・4倍、女性では肺がん4・2倍、乳がん1・9倍（閉経前の女性に限ると3・9倍）となっていて、がん全体では男性1・6、女性1・5倍となっています。

タバコを吸っているので、養老先生はがんのリスクが高いはずだと思い、全身のCT検査でがんがないか調べました。CTだけでは細かいがんはわかりませんが、大筋はわかります。その結果、少なくとも大きながんはないことがわかりました。

ただ肺は少し傷んでいました。肺の一部に肺気腫が見られたのです。肺気腫はCOPD（慢性閉塞性肺疾患）が進行した状態の1つで、酸素を二酸化炭素に換える肺胞という部分が破壊されて肺機能が低下した状態を言います。肺気腫が進行すると、息切れが強くなり、呼吸困難になることもあります。

肺気腫の大きな原因の1つがタバコで、若いときから吸い続けていると、70代前半くらいで肺気腫が悪化して、酸素ボンベを携帯しないと生活できなくなる人が珍しくありません。

でも養老先生は肺気腫が認められるものの、毎日歩いていますし、坂道も平気で上れます。年齢のわりには、肺はそれほど傷んでないのです。これには運の要素もあると私は思っています。

ポリープががんになるのに20年かかる

養老先生が入院していたとき、大腸の内視鏡検査も行っています。その際、大腸ポリープが見つかったので、東大病院としては取ることをお勧めしました。でも第1章で本人が述べられているように、養老先生は取る気がありません。

しかし、東大病院の医者たちは取りたいと言っています。その理由は、大腸ポリープががん化することがあるからです。

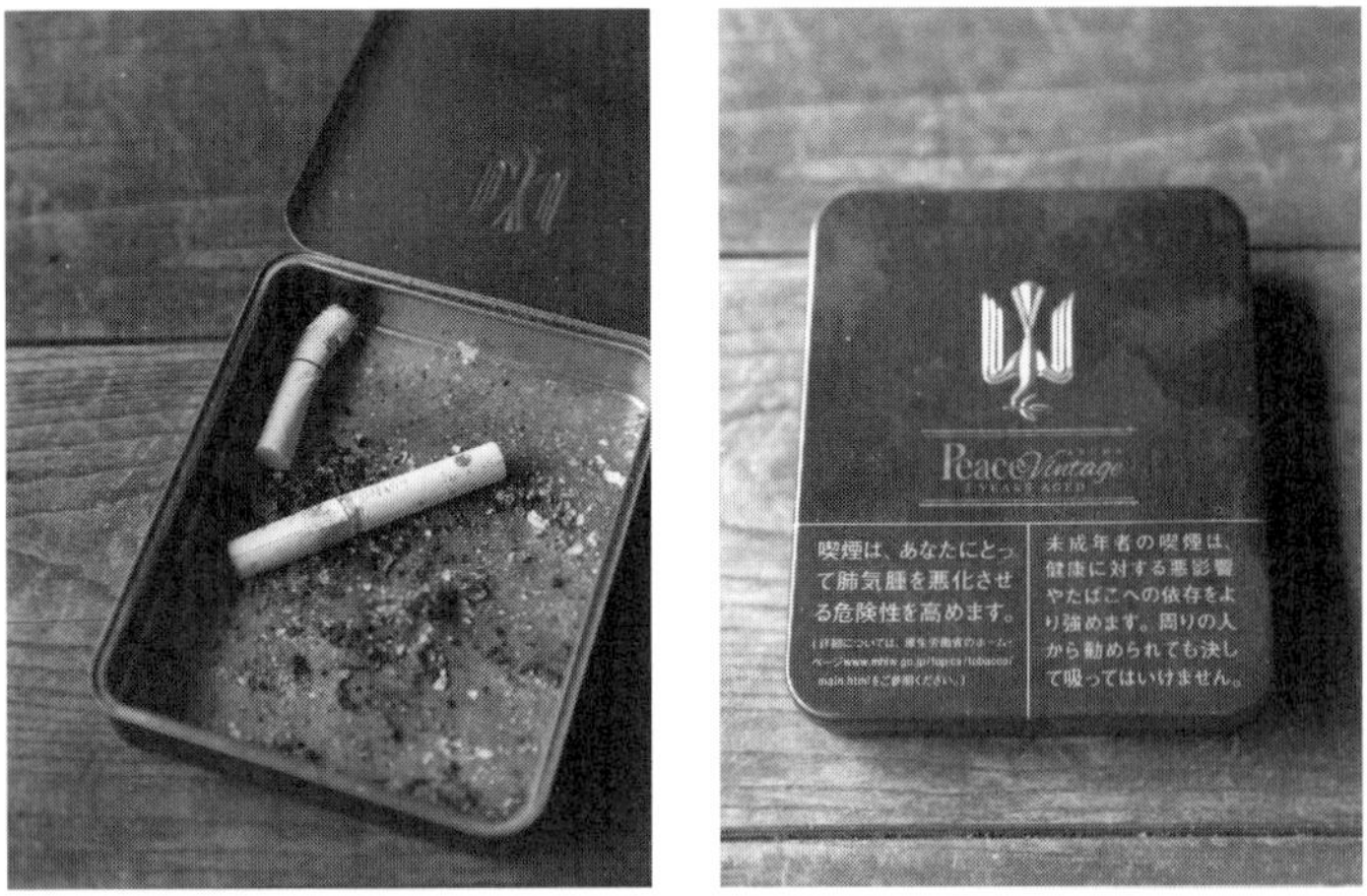

タバコは肺気腫だけでなく、あらゆるがんのリスクを高める（養老先生の別荘にて。中川先生撮影）

一口にポリープといっても、胃のポリープの場合は心配ありません。特に胃底腺ポリープと呼ばれるタイプは、ピロリ菌のいない健全な胃の証拠です。私の胃にも胃底腺ポリープがあります。

これに対して、大腸にできる腺腫と呼ばれるポリープは、そのままにしておくと、いずれがんになる可能性があるので、それを予防的に取るというのは、消化器内科ではお決まりの作法になっています。

ただ腺腫の中にがんができて、それが2〜3㎝の大きさになるまでに、少なくとも20年はかかります。肺気腫と同じで、養老先生がポリープを取らないと言うのは、年齢を考えれば合理的な判断だとも言えるのです。

医者はかゆみには無関心

第1章で養老先生が書かれていましたが、4月8日に東大病院に来られたとき、鼠径部からお尻にかけて湿疹ができていました。何かのアレルギーかどうかは検査してみないとわかりませんが、養老先生が皮膚科を受診しなかったので、原因ははっきりとわかりません。

私がこっそり皮膚科の薬を処方してあげたい気持ちもあったのですが、病院のルールでそれは絶対にできません。

東大病院に限らず、総合病院ではパソコンでデータをやりとりできる電子カルテになっています。複数の診療科を受診していれば、各科の医者はどの科でどういう薬を処方されたかがわかります。だから私がこっそり皮膚科の薬を処方しても、すぐにバレてしまうわけです。

今回の養老先生の受診は、半ば義理で来ているところもあるので、私としてはあま

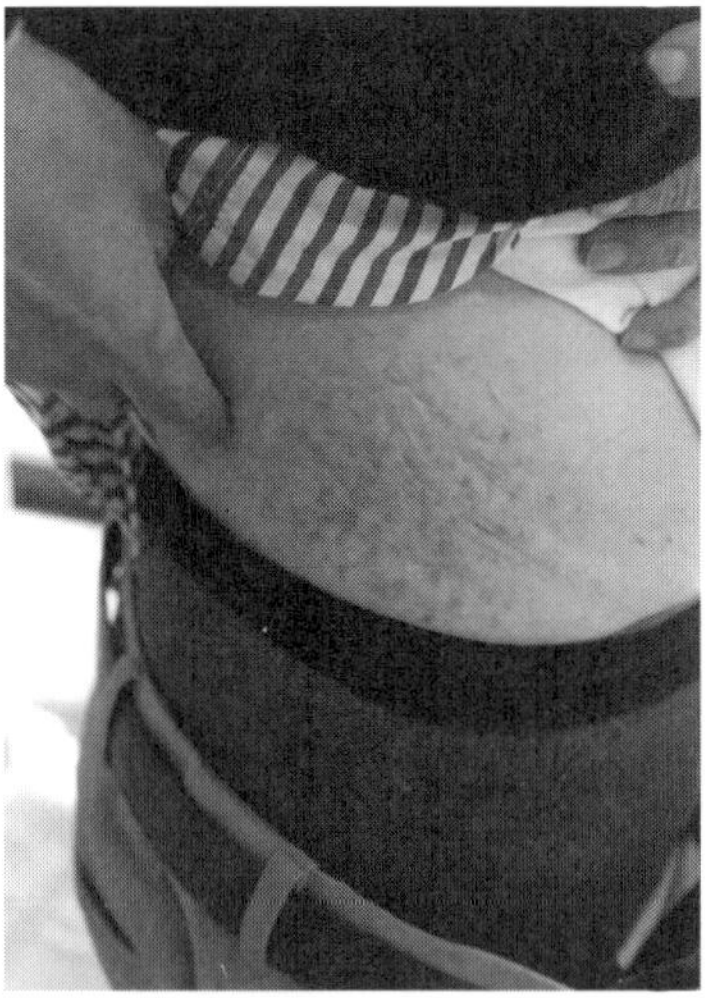

養老先生の謎の湿疹。数日前に比べるとだいぶよくなった（2022年4月16日撮影）

り面倒をかけたくありません。それでなくとも1日がかりで受診されているのに、皮膚科まで追加されたら、くたびれてしまうでしょう。

ただ、かゆいのをがまんするのは、つらいと思います。とりあえずは、市販薬のかゆみ止めとかでしのいでもらうしかありません。

医者は医療の中であまり重要と思われないものについては、無関心なのが悪いクセです。その重要とは思われないものの1つがかゆみだと思います。患者がかゆみを訴えても、よっぽどひどくない限り、医者は「がまんしろ」としか言わないことが多いと思います。

あるいは、体のだるさもその1つでしょう。がんが進行すると、患者さんはだるくなります。それこそ「身の置き場のないだるさ」と訴えますが、それについても痛みを伴っていなければ、医者はあまり気にしません。

また痛みにしても、手術直後など痛みが出るであろうケースであっても、患者さんが訴えるまで医者はほとんど気にしていません。

今の医者は電子カルテばかりを見ているせいか、患者さんの命に関わらないことには関心が薄いような気がします。

研究者が新しい病気をつくる？

大学病院は研究と医療が一体になっています。タバコの話で言えば、公衆衛生の研究ではタバコが体に悪いことになっています。その研究データに従えば、私も20歳の若者にはタバコは吸わないほうがいいと言います。しかし84歳（当時）でまだ肺もそんなに壊れていない養老先生にはやめろとは言いません。なぜならデータは医療に必要な情報の1つにすぎないからです。

ところが現代の医学はデータがすべてです。例えば糖尿病は血液検査の数字で、よくなっているか悪くなっているかを判断します。ヘモグロビンA1cの基準値は6・

2未満ですが、20歳も84歳も同じ基準値です。

このような基準の設け方は、普通はありえません。体力にしても、記憶力にしても、20代と80代では相当な差があります。それらの要素を取っ払って、同じ基準で患者を診るというのは、階級のないボクシングのようなものだと私は思います。


一方で、研究のほうはデータをいかに更新するかに躍起になっています。例えば昔に比べると今は肝臓の病気が減ってきています。特にB型肝炎やC型肝炎などのウイルス性肝炎は治る病気になってきました。

かつてはB型肝炎やC型肝炎から慢性肝炎に移行して、肝硬変になって、肝臓がんになると言われていましたが、今はその原因を取り除くことができます。

具体的に言うと、かつてウイルス性肝炎は予防接種の際の注射器の使い回しや、輸血によって感染することが多かったので、それをやめればウイルス性肝炎の発症を防ぐことができるわけです。すると肝臓病の研究者たちは、新しい研究材料を探そうとします。例えば脂肪肝というのは、もともと病気としては多くありませんでした。

脂肪肝は肝臓に脂肪が過剰についた状態で、一般の人でも「肝臓がフォアグラみたいに」とか言いますね。ヒトの肝臓がフォアグラ状態になったのが脂肪肝です。脂肪肝を放置すると、やがて肝臓がんに移行することがあるということが、データ上はわかってきたわけです。

もちろん研究者たちは肝臓の病気が少なくなったから、新しい肝臓病をつくろうといった意図があるわけではありません。しかし研究者が新しい研究材料を探そうとすればするほど、結果的に新しい病気を生み出すことになってしまうのです。

タバコも体に悪いというデータから禁煙運動が始まり、喫煙率は激減しました。そして、次にターゲットとなっているのがお酒です。これについては、第7章の鼎談のテーマの1つになっているので、詳しくはそちらをお読みください。

養老先生は抜け道の天才

養老先生の医療との関わり方を見ていると、抜け道の達人だと思います。入院しているときは、素直な優等性の患者で、病棟でこっそりタバコを吸うということもされませんでした。でも死の危機を乗り越えた後は、また元の世界に戻ってタバコも吸われるようになりました。これはまさに抜け道でしょう。
医療には近づかないと言いつつ、必要であれば医療をうまく利用し、目的を果たしたら、再び医療との距離をとる。すばらしい生き方だと思います。

東大病院の抜け道といえば、私にも経験があります。コロナ禍で入院患者の面会がすべて禁止されていた頃の話です。

私のいる放射線科は地下3階にあります。放射線の機械がとてつもなく重いので、放射線科は病院の一番底にあるのですが、ここは入院病棟ではないので、入院している私の患者さんに、家族とここで会ってもらったことがあります。どうしても大切な話をしたいというのでやむをえない判断でした。普通に考えると、何も手がないように思われますが、これも抜け道ですね。

人生においても、抜け道を見つけることが大事です。養老先生の生き方を見ていると、それがよくわかります。

第3章

養老先生、「老い」を語る

年寄りが若い人たちに言っておきたいこと

養老孟司

気がついたら自分が一番年上

年をとったせいか、「老い」についてよく聞かれるようになりました。自分1人でいたら、老いなんて思うはずもありませんから、老いというのは、他人が決めるものだと思います。

自分より若い人たちと山を歩いているとき、『船頭さん』（作詞・武内俊子、作曲・河村光陽の童謡）を歌われたことがありました。

今年60歳になる船頭の「おじいさん」は、年をとっても船をこぐときは元気、といった歌詞ですが、これを歌われたときに、初めて自分も年寄りなんだと思いました。僕がみんなよりも先にどんどん歩いて行ったら、後のほうで誰かがこれを歌っていたのです。

もう1つ、老いを感じたのは、いつのまにか自分が一番年上になっていたとき。僕は大学生の頃からいろんな集まりに顔を出していますが、いつも「なんで俺より年下のやつがいないんだ」と思っていました。僕は現役で大学に入っていますが、仲のよい同級生はみんな浪人しているから、自分が一番年下ということがしょっちゅうありました。それがいつのまにか、自分が一番年上になっているのです。こういうときも年齢を感じます。

でもそれは単なる位置的な関係性でしかありません。むしろ老いを意識するとしたら、身体的能力の衰えでしょう。

例えば目がよく見えなくなります。そのことは若い人と一緒に虫捕りに行くとよくわかります。若い人から「あそこに何かいる」と言われても、僕はぜんぜん気が付きません。そこには歴然とした差があります。

握力も衰えてくるから、ペットボトルのふたも簡単に開かなくなります。ペットボトルのふたが開けられないというのは、しゃくにさわるんですね。そんなこんなで、身体能力の衰えを感じてきています。

年をとってもみんなより早く歩けるのは、若い頃から歩くことが好きだったからでしょう。

糖尿病の先生から、「歩くのはいいですね」と言われましたが、別に健康のために歩いているつもりはありません。歩いたほうが気持ちいいから歩いているだけです。そのおかげで、歩行能力に関してはまだそれほど衰えていないのでしょう。

今も鎌倉の自宅から鎌倉駅に向かうときは片道15分の距離を歩きますし、中学高校のときは片道45分の距離を歩いて、途中で虫を捕っていました。

当時は国道の脇に虫がいっぱいいましたから、長い距離も楽しみながら歩くことができたのです。

基本的に、身体的能力は35歳くらいまでは何とか維持できますが、そこから先は右肩下がりだと言われています。だから人間の寿命は35歳でよいという説もあるくらいです。

女性が昔のように16～17歳くらいで子どもを産んだとすると、35歳なら孫ができておばあさんになっているわけです。

縄文時代は平均寿命が31歳ぐらいで、40代まで生きた人は歯がすり減ってなくなっています。そのくらいが元々の年齢ではないかと思います。今はその倍以上も生きていますから。40歳を過ぎたら余生なのかもしれません。

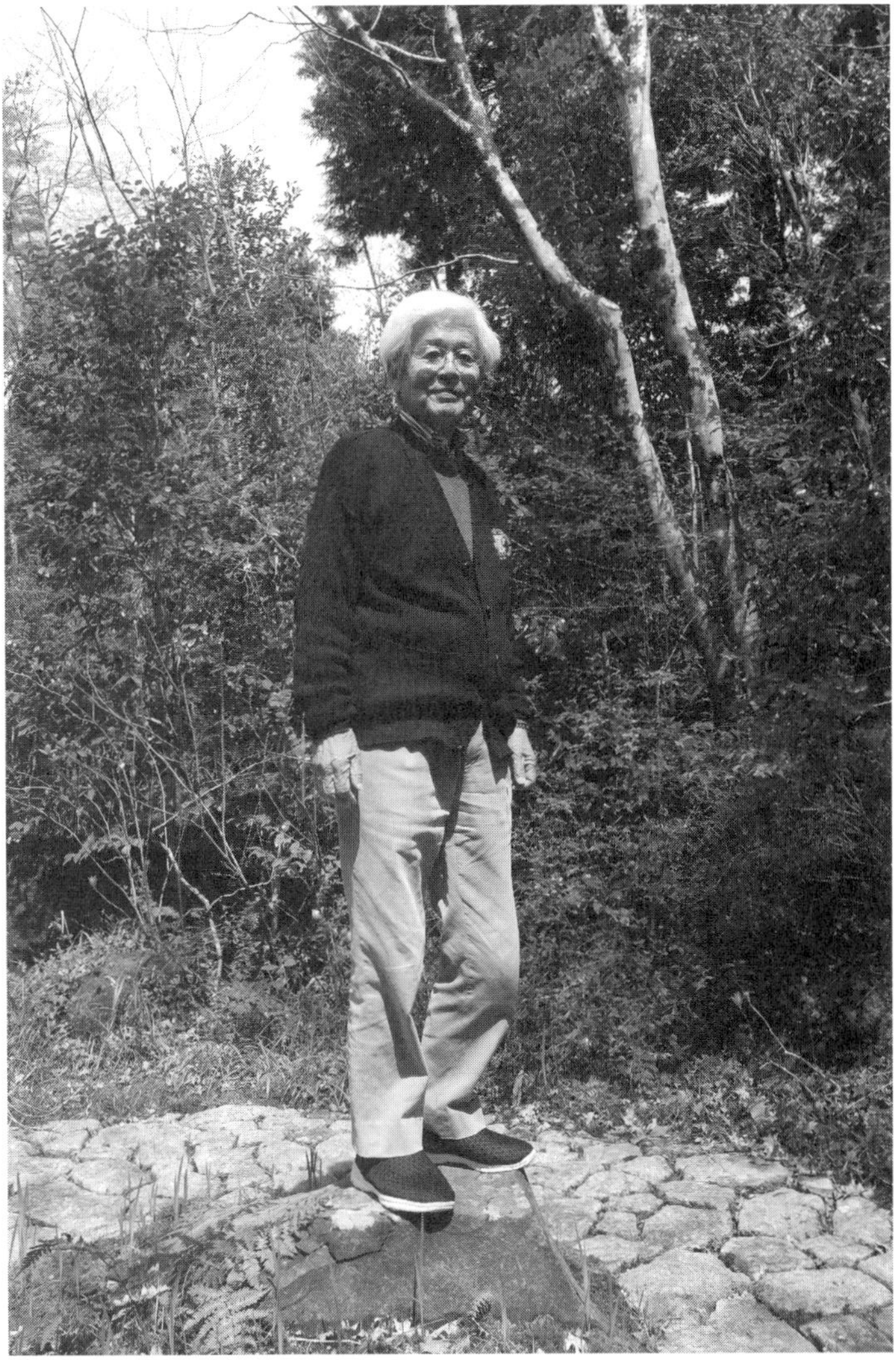

若い頃から歩いているから、人よりも早く歩けると養老先生

猫の寿命が30歳まで延びる

２０２０年に亡くなった飼い猫のまるは、18歳近くまで生きました。猫としては長寿の部類に入ると思いますが、この猫の寿命を30歳くらいまで延ばそうという研究があります。

猫は生まれつき腎臓病になりやすく、最期は腎不全で亡くなることが多いのですが、これはＡＩＭ（Apoptosis Inhibitor of Macrophage）というたんぱく質が働かないことが原因だと考えられています。

ＡＩＭは体の中にたまるゴミにくっついて、ここにゴミがあるという目印を提示する働きがあります。するとその目印のところに免疫細胞の一種、マクロファージがやってきて、ゴミを食べてくれます。ヒトにもＡＩＭがあって、このような働きをしています。

ところが猫はＡＩＭが働かないので、腎臓にゴミがたまって腎不全になることが多いのです。

　このメカニズムを解明したのが、僕の教え子の宮崎徹さんという免疫学者で、ＡＩＭを使った治療薬を開発するプロジェクトが進んでいます。

　宮崎さんの研究によると、トラやライオンなどネコ科の動物はすべてＡＩＭが働かないのだそうで、その理由もわかっていないと言います。

　これには何か「裏」があるような気がします。つまり、ネコ科の動物にＡＩＭが働かなくすることで、逆に利益になるようなことがあると考えられるからです。ネコ科は捕食動物ですから、寿命に制限がかかることによって、楽に獲物を捕らえられる行動範囲で生活できるようになっているのかもしれません。ある個体が早めに死ねば、その他の個体は獲物を得やすくなりますから。

　宮崎さんは研究に専念するため、２０２２年に東大をやめて、一般社団法人ＡＩＭ医学研究所を設立し猫の腎機能を維持する開発を進めています。すでにＡＩＭ研究によってつくられたキャットフードが発売されていますが、飼い猫の寿命が30歳くらいまで延びる日は近いのかもしれません。

まるは亡くなる少し前に心不全を起こしていることがわかり、苦しそうにしているので、動物病院に連れていきました。まるに治療を受けさせたのは、人間のわがままなのではないかとも思いますが、寿命を延ばすことを猫は望んでいないだろうし、そもそも猫にどうしたいか尋ねることもできません。

猫と一緒にいると癒やされるとか言いますが、猫には猫の都合があって、基本的に好きに生きていたいだけの動物です。猫をかわいがるのは、人間の都合でしかありません。それは猫にとっては迷惑なことなのかもしれないのです。

大地震が来てから考えるのでは遅い

YouTubeで、東京に住んでいるペルー出身の若い女性が、ペルーから東京に戻ってきてほっとしたという話を聞きました。日本で自分がしているような生活をペルーでするなら、セキュリティーにお金がかかりすぎると言うのです。

ようするに、経済的な格差が激しいので、東京並みの生活をするなら、ガードマンを雇って、家のまわりにゲートをつくって、その中に住まないと暮らせないと言うわ

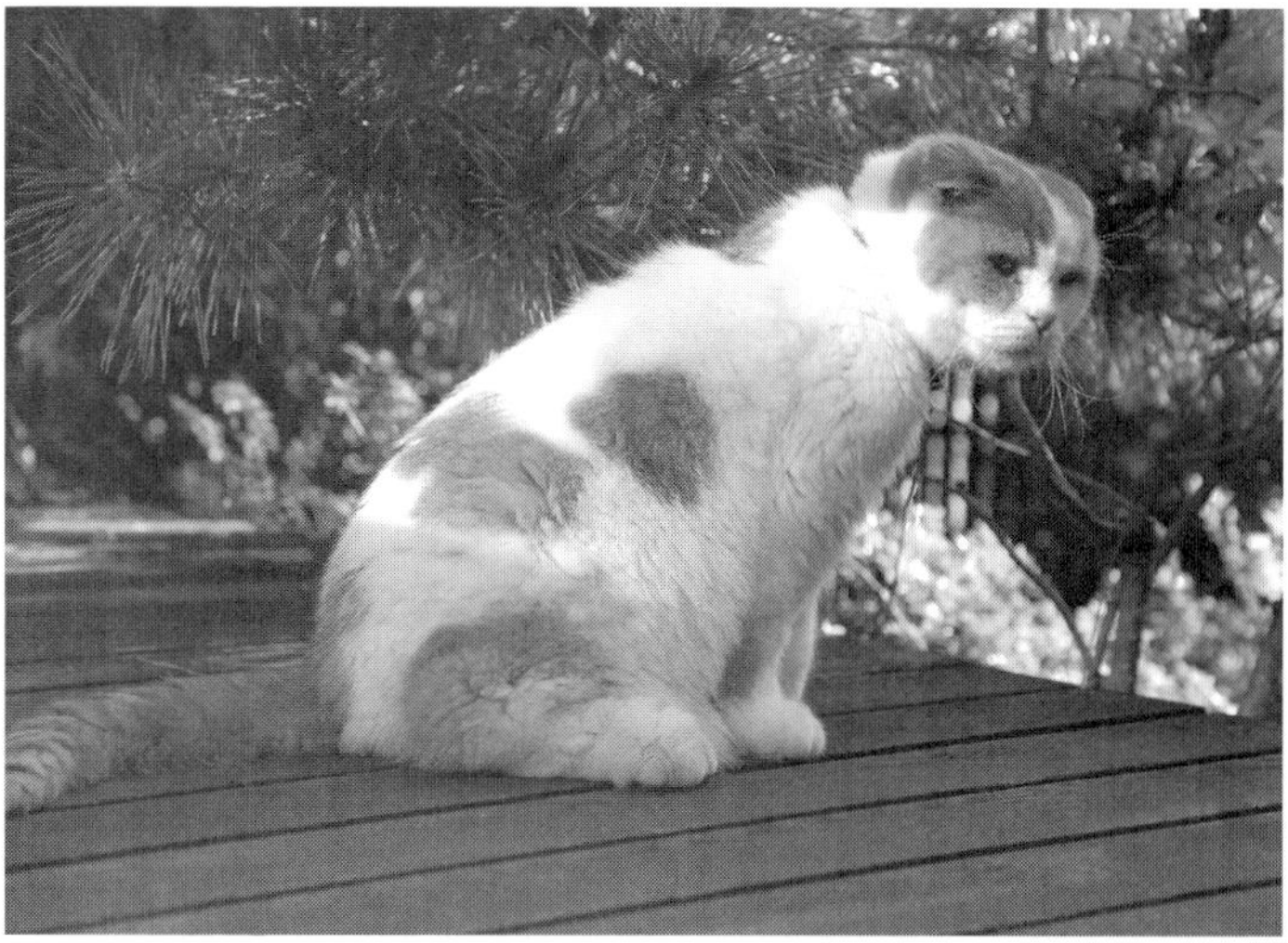

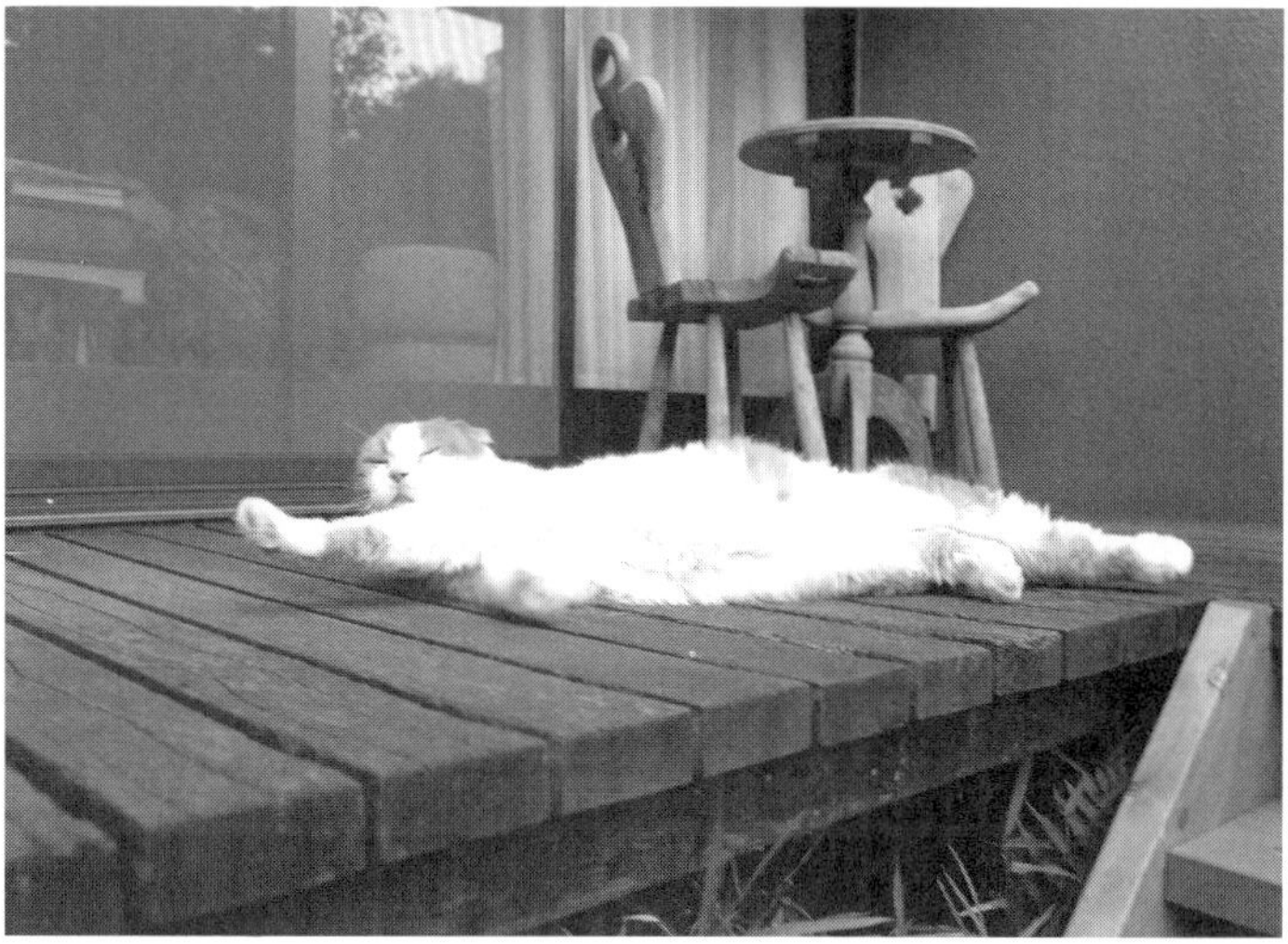

人間に換算すると90歳くらいまで生きたまる。養老先生の相棒だった

けですね。

それに比べたら、日本の庶民の生活はお金持ちでなくても、レベルが高いと思います。そしてセキュリティーにお金をかけなくても、ペルーに比べたら安心して暮らせます。

僕は病院に行って、最後に会計をするときにいつも思います。いったい自分以外の人にどれだけ医療費の負担をかけているのかということを。

里見清一（ペンネーム、本名は國頭英夫で日本赤十字社医療センター化学療法科部長）さんが、SATOMI臨床研究プロジェクトというのをやっていて、臨床研究を後押しする活動を行っています。医療にムダなお金をかけないよう合理化するための研究です。計算上、医療費がこのまま増え続けると、国民皆保険制度は続かないことが明らかになったわけです。

こういう問題をどう解決するか、この国ではあまり考えていません。国家の大きなプランとして考えていかないといずれ立ちゆかなくなってしまうでしょう。

エネルギー問題も同じです。持続可能性を考えたら、一番の問題がエネルギーであることは間違いありません。

日本人は予定調和で、それにはよいところもあるのですが、次の大きな自然災害が来てから、医療費やエネルギーについて考えるのではもう間に合いません。

２０３８年に来るといわれている南海トラフ大地震は、僕は確実に来ると思っています。地震学者で京都大学元総長の尾池和夫さんが『２０３８年南海トラフの巨大地震』という本を書いているから、かなり信憑性が高いと思っています。

それまでにもう20年ありません。そのときに自力で復旧できる経済力が日本にあるのか疑問に思います。

地震で広い国土がボコボコになって、それを復旧させるときに誰がお金を出すのか。もっと具体的に言うと、家が潰れたら誰がお金を出して家を建て直してくれるのか。それを国全体で考えると、インフラが壊れたら、まずそれを整備することから始めないといけないのです。

それに復旧するまでは食料を輸入しなければならなくなるかもしれません。とにかく、とてつもないお金がかかります。国際金融資本家とか中国とかに国土を身売りするという話になるかもしれません。そのときは否が応でも来ると僕は思っています。

諸行無常とネット社会

最近、『方丈記』がよく読まれているそうです。今のような時代には作者の鴨長明の生き方が、しっくりくるような気がします。

僕も多くの人に読んでもらいたいと思って、『漫画方丈記　日本最古の災害文学』の解説も書きました。

僕が若い頃『方丈記』に興味をもったきっかけは、堀田善衞の『方丈記私記』でした。都の大火の描写が東京大空襲と重なるという趣旨でしたが、数百年前の話と自分の知る時代がピッタリくるものかと思って原典を読んでみると、文献の乏しい鎌倉時代なのに記述がとても具体的です。

よく覚えているのが、飢饉の際、隆暁法印《りゅうぎょうほういん》という偉いお坊さんが供養のために死体の額に「阿」の字を書いて数えていったら、都の東半分だけで4万2300あまりもあったと言うのです。

僕は解剖をやっていたから、死体には慣れていますが、そこまで都が死屍累々なのを見たら、人生ってなんだろうと考えざるを得ないだろうなと感じました。

『方丈記』の書き出しの「ゆく河の流れは絶えずして、しかももとの水にあらず」は、多くの人に知られていると思います。これに近い時代に書かれたと言われている『平家物語』の始まりは「祇園精舎の鐘の声、諸行無常の響きあり」で、同じ感慨を記しています。どちらの文章もすべてのものは移り変わり、とどまることはないと述べています。

一方で、現代は情報化社会といわれ、「変わらない」ものに満ちあふれています。情報とは「変わらない」もののことで、ネットに書かれた文章は、誰かが消さない限り、いつまでも変わらずに残っています。

情報化社会は変わらないものをよしとして、それを優先します。そして情報は絶えず交換可能なので「新しくなった」と思うだけで、情報そのものはいつもとどまったまま変化することはありません。この世界には、鴨長明が入る余地はないのです。だからこそ、改めて読んでほしいと思います。

手入れして育てた里山こそが自然

僕は都市化するということは、自然を排除することで、脳で考えたものを具体化したものが都市だと言ってきました。

都市の反対側に位置するのが自然です。自然というと、人の手がまったく入っていない状態を想像するかもしれませんが、それが自然だという考え方はおかしいと思います。人と関わりがなければ存在しないのと同じことです。それよりも、日本人が考えるべきは、手入れをして生かしてきた里山の自然でしょう。

僕は毎年、島根県に行きますが、あそこは森林の手入れがよいのです。逆に広島県はそうでもない。島根県から峠を越えて広島県側に入ると、雪折れ（降り積もった雪の重みで枝や幹が折れること）した杉が片付けられていません。でも島根県のほうはきれいに片付いています。手入れがとても大事です。

国産材木は一時価格が非常に高くなって、それで日本の林業はうまくいくと思っていましたが、1970年にアメリカの圧力で関税が撤廃されて、外材が入ってくるようになりました。

その当時、国内の木材は国際価格の3倍くらいでした。そこに3分の1の価格の木材が入ってきたため、国内の木材の需要が激減したわけです。

今は国産木材を使った建築物に補助金が出るところもあるそうですが、採算をとりながら山林を維持していくのは大変なことです。

それに木を育てるのには時間がかかります。例えば、伐採するまでに40年かかるとすると、その40倍の土地がないと維持できません。1年に1区画だけ伐採したら、そこにまた苗木を植えて、翌年には次の1区画の木を切る。そして切ったところにまた苗木を植えるわけですが、それが木材に育つまでに40年かかります。

でも40年の木でもまだ十分育ったとは言えません。一番使いやすいのは、60～80年ぐらいの木だと言われています。それでも最近はいろんな技術ができてきて、40年ぐらいでも使えるようになってきたのです。

その技術の1つにCLT（Cross Laminated Timber）という合成材の一種があり

ます。一枚板は横には強いけど、縦には弱い。そこで板を張り付けて合成し、縦にも強い板をつくるわけです。スウェーデンでは、この合成材で4階建てや5階建てのビルを建てています。

日本でも最近は木造のビルを建てられるようになりましたが、それを止めていたのは消防法です。木は燃えやすいからダメだと言うわけです。

こういう風に、森林を守るには森林だけでなく、建材をつくる技術から法律まで変えていかないといけません。それこそ、川上から川下まで全部整備しなければなりません。いくら木を植えても、最終的に木材が売れなければしょうがありません。そこまで考えていかないと、森林は守れないのです。

さらに、前述の島根県と広島県のように、自治体によっても異なります。広島のあたりは大都会でいろんな産業がありますが、島根県は過疎ですから第一次産業のウェートが高いのです。

日本の林業についても裏もあって、今は基本的にパルプ材の需要が多いから、木をぜんぶ切ってしまう自治体があります。そうすると、今度は山が荒れて、土砂崩れが起こったりするわけです。

もう1つ、日本人に花粉症が急増したのは、杉の植林に国が補助金を出したからです。補助金が欲しいから、貧しい地域では杉をたくさん植えました。四国はその典型で、高知県は人工林が8割くらいですが、そのほとんどが杉です。

田舎で暮らせば「体の声」が聞こえる

僕は20年ほど前から、現代の「参勤交代」ということを言ってきました。都会で生活している人たちが、1年のうちの一時期、田舎で暮らしたらどうかという提案です。田舎で生活すると何かと不便ですから、何でも自分でやらなければなりません。この不便さが非常に重要なのです。

都会にずっといると、ストレスがかかって気持ちが安定しません。身体的にも安定しないと思います。自分がどういう環境の中にいるときに一番調子がよいのか、みんなわからなくなっているのです。

かといって、外部の環境を勝手に変えるわけにはいきません。というより、現実にできませんから、暑かったらエアコンを入れてみたりします。それが当たり前になると、自分はそのほうが調子がよいと思うようになります。

でもそれは、自分が調子がよいと感じる環境が本来はどういう状況なのか、自分で把握できなくなるということです。でも都会の環境と田舎の環境の両方を経験していれば、自分はどういう環境で安定するのかがわかるはずです。

僕は病院に行くべきかどうかは「体の声を聞け」と言っていますが、体の声を聞くためには、すべての道路が舗装された都会だけではダメで、田舎の不便な環境にも身を置いてみる必要があると思っています。

子どもは自然寄りに暮らしたほうがよい

僕が子どもの頃は、いつも川で魚を捕って遊んでいました。水に入ると冷たいですし、風が吹いたり、カワセミが飛んでいたりします。自然の中にいると、さまざまな感覚の働きに気を取られて、あれこれ考えることがなくなります。

だから、今の子どもたちも、もう少し自然寄りに暮らしたほうがいいのではないかと思っています。

子どもも大人もですが、人は自然に接する時間をつくると、他人の顔色をうかがう必要がありません。薪割りとか畑仕事とか何らかの作業をしていると、そんなことを考えなくてもよくなるのです。

他人にどう見られているかというのは、意外に重たいものです。逆に五感をフルに働かせると、意識のほうが遠慮しますから、感覚が優位になっていきます。自然を相手にしていると、計画通りにしようと思っても、できないことがあることを学びます。だから子育ても計画してやらないほうがよいのです。子どもなんてどうなるかわかりませんから、シミュレーションして計画通りに育てて、ある種の結果を出すみたいなことは、本来、子育てではできないことです。

自然にしておくことで、知らず知らずのうちに、1つの枠にとらわれない考え方が育っていくと思うのですが、いかがでしょうか。

小さなコミュニティーが自立する社会

日本のGDP（国内総生産）は、この20年間、ほとんど増えていません。政府は増やそうとしていますが、何をやっても増えません。そこまでしても、成長できないということは、日本はとっくに脱成長期に入っていると考えるしかありません。

経済学者の水野和夫さんは資本主義が終わろうとしていると言っていますが、マクロで見れば、確かに資本主義は終わっていると思います。

その原因の1つが公共投資の抑制です。例えば田中康夫氏が長野県知事になったときの脱ダム宣言があります。大きな公共事業は環境運動の盛り上がりで猛烈な反対運動が起こるので、政治家はそれをあらかじめ予想して、結局やらなくなりました。

これは、本来であれば経済を押し上げるはずの公共事業に逆風が吹いたということを意味します。

ただ住民を公共事業の反対運動に向かわせているのは、環境保全の思想というよりも、自然を手つかずのまま残したいという漠然とした「空気」だと思います。その空気のおかげなのか、日本は先進国のトップを切って、脱成長期に入ったということだと思います。

資本主義が終わった社会といっても、社会主義とはまったく違います。社会主義は脳が考えた政治体制だから、うまくいくはずがありません。

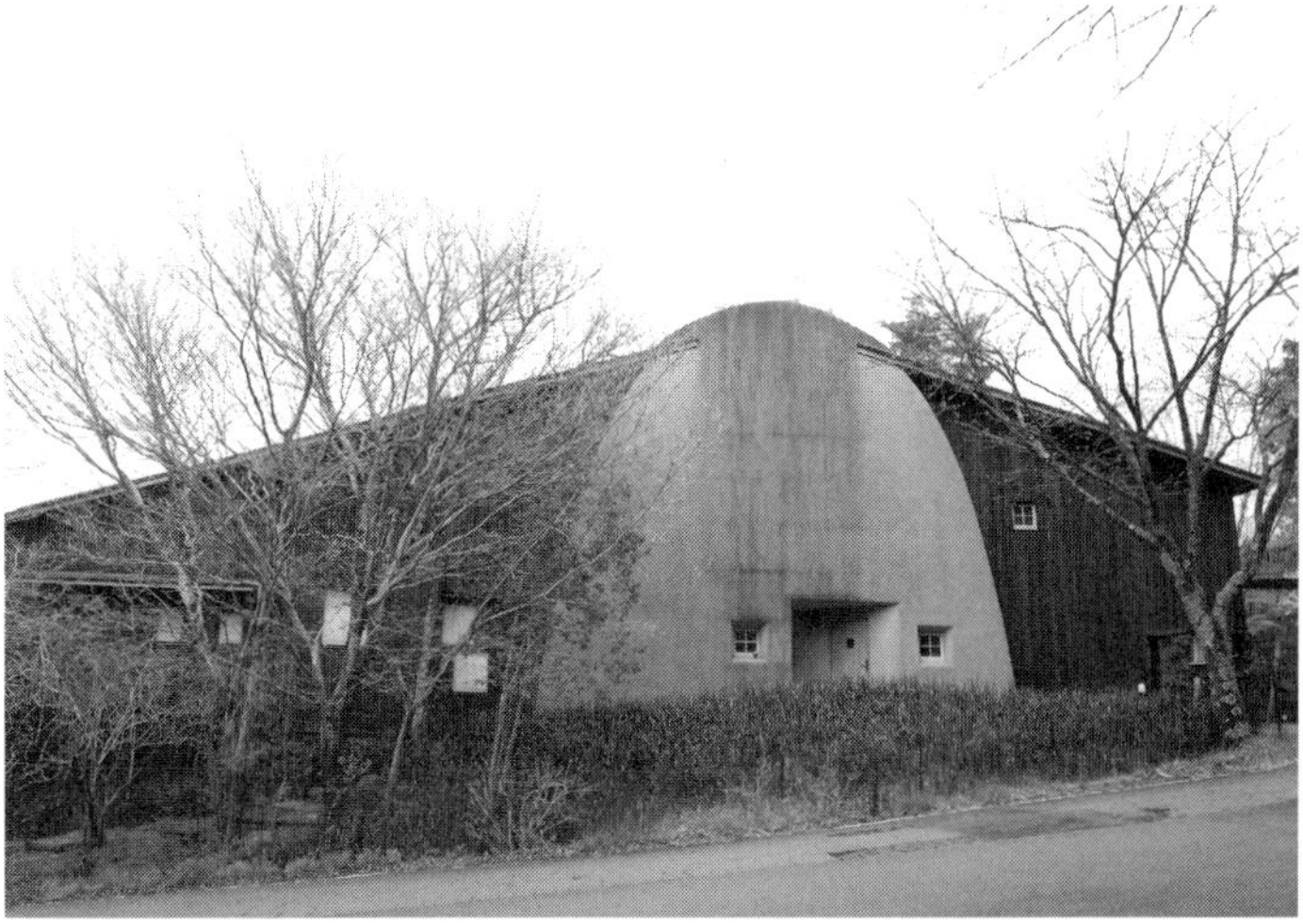

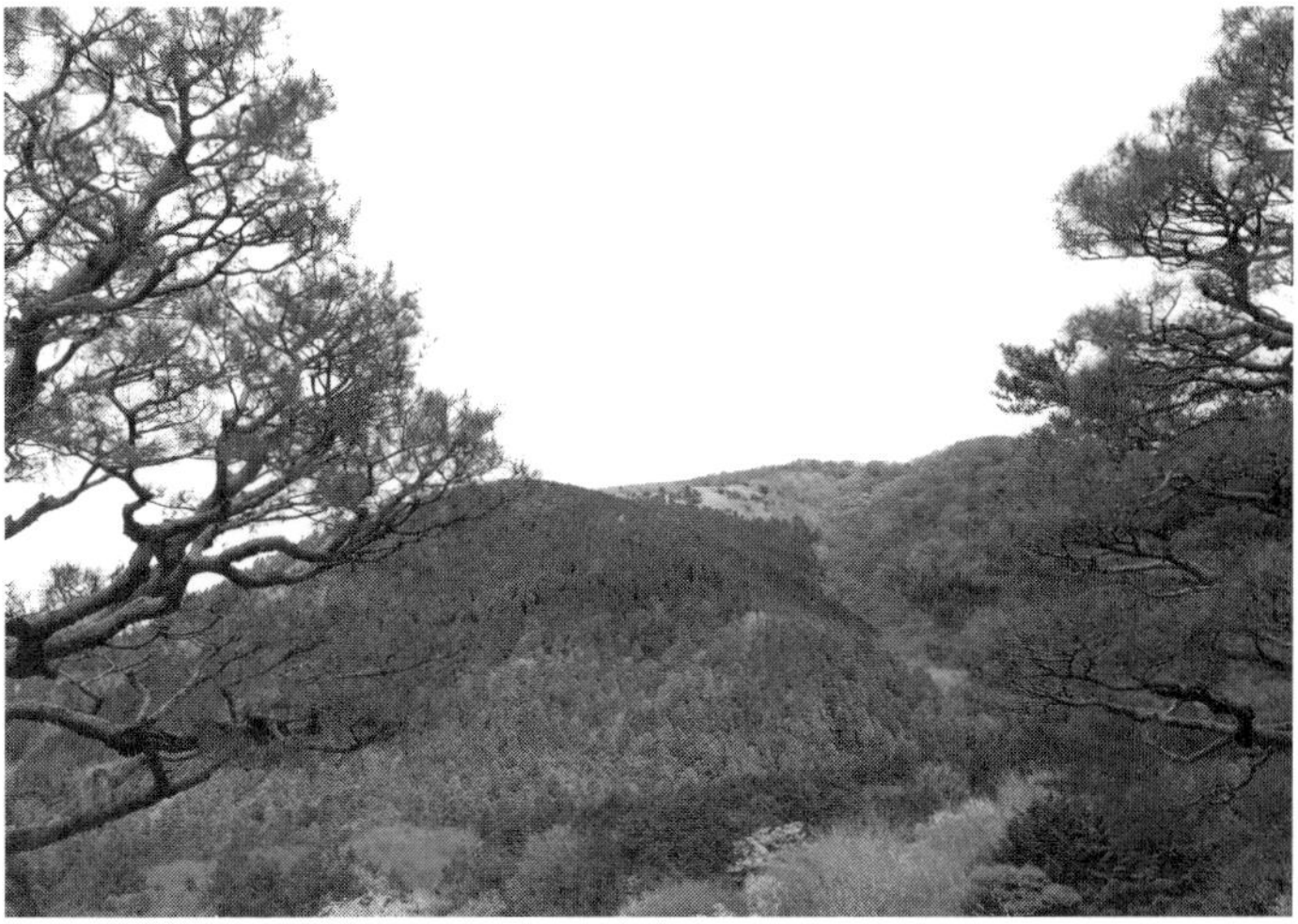

養老先生が「参勤交代」している箱根の別荘。下は別荘の窓から見える箱根の自然

もっと小さい社会だったら、平等にするしかありません。いわゆる村社会です。村社会なら、1人だけお金を持っても意味がありません。

前述したような次の大規模な自然災害の後は、小規模なコミュニティーが無数にあり、それぞれが自立していくような傾向になればいいと思っています。実際、江戸時代の庶民のコミュニティーはそうなっていました。

そこで持続可能な社会を目指すなら、やはり里山の自然を生かすということになるでしょう。

持続可能性を考えるとき、エネルギーの自給自足が大事になってきます。最近は、バイオマス発電所をつくった岡山県の真庭市とか、自前のエネルギーをつくる自治体が出てきました。それぞれが自立できる範囲でエネルギーをつくるのは里山の自然を生かすことにつながるでしょう。その場合、県単位だとたぶん大きすぎるので、市町村単位くらいがちょうどよいと思います。

第4章

「加齢」との賢いつきあい方

不連続な変化に気を付けて生きる

中川恵一

「老い」と「加齢」は違うもの

前章で養老先生は、身体的能力の衰えから老いを意識するようになったとおっしゃっていましたが、私は「老い」と「加齢」を区別すべきだと思っています。

加齢による身体的能力の衰えは誰にでもあります。養老先生は冠動脈の動脈硬化が進んで心筋梗塞を起こしたわけですが、脳の動脈硬化も進行しています。脳のＣＴ画像を見ても、動脈硬化があちこちに認められています。

また80代であれば当たり前のことですが、脳そのものにも萎縮が見られます。しかし脳が萎縮していても、養老先生は私たちが興味を引く話題を発信し続けています。つまり脳の生物学的な若さと、発信される内容がおもしろいかおもしろくないかということは関係ないということです。

確かに肉体的には30歳ぐらいの人の脳に比べると、養老先生の脳は明らかに傷んでいます。これは動かしようのない事実です。しかし発信される内容は今もとてもおもしろいのです。

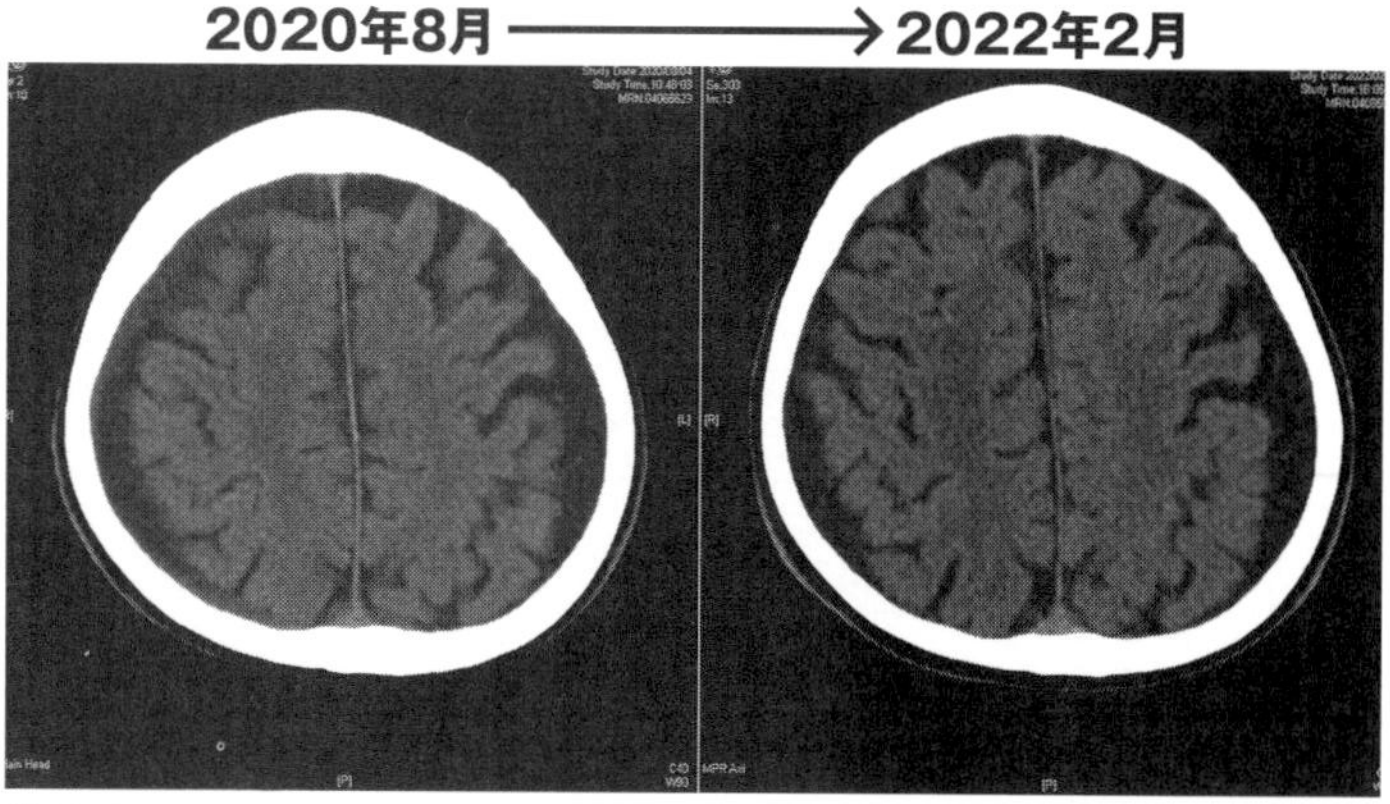

養老先生の脳のCT画像。左が2020年8月、右が2022年2月撮影。20年時点で多少の脳の萎縮は見られるが、1年半たっても変化はほとんど見られないという

加齢による身体的能力の衰えはしかたのないことです。でも養老先生の場合は、老いがプラスに作用しているところがあります。老いを「経験値」と読み替えてもよいでしょう。

本書の執筆時点で私は62歳ですが、私の放射線科の直接の部下は32歳です。ほとんどダブルスコアですね。そして彼と仕事をしていると、記憶力が抜群に優れていることがわかります。

彼に限ったことではなくて、東大医学部出身者は若いときはやたらと記憶力がよい。私自身もそうでしたから、それはよくわかります。しかし私もこの年齢になると記憶力の低下を感じることがないわけではありません。

逆に若い彼らの仕事ぶりを見ていると、自分

ならもっと的確な判断ができると思うことが多くなります。そうした判断ができるのは、長い経験を積んできたからでしょう。ですから年をとることにも、よいところはあるのです。

ただ、年をとって動脈硬化が進めば、冠動脈が詰まって心筋梗塞を起こし、突然死するリスクが大きくなります。

あるいは、骨を折って寝たきりになるということも予想できないことではありません。そういったことを避ければ、徐々に肉体的に衰えていくことは、経験でカバーできるようになると思います。

不連続な体調の変化に気を付ける

体調の変化には連続的なものと不連続的なものがあります。連続的な変化というのは、ペットボトルのふたが開けにくくなるとか、歩く速度が遅くなるといった年齢とともに起こる体の変化です。これに対し不連続的な変化とは、心筋梗塞や骨折のように突然やってくるものです。

私の母は88歳になりますが、年をとるとできないことが増えると文句ばっかり言っています。でもそれは不連続な変化ではありません。おそらく養老先生がペットボトルのふたが開けられなくてしゃくにさわると言うのも、それに近い感覚ではないかと思います。

心筋梗塞の治療をして、ワクチンも打って、コロナの外出自粛もうるさく言われなくなってからの養老先生は、虫捕りを再開しました。コロナの前の養老先生は、春になったら虫捕りに出かけるというスタイルでしたが、それはコロナの自粛期間を除けばまったく変わっていません。

しかも養老先生の場合は、薬と16時間絶食で糖尿病のコントロールをしていますから、不連続な体調の変化を避ける努力もしています。

それさえ気を付けていれば、徐々に衰えていく加齢に関して、それほど恐れることはないという気がしています。

私の母の話をしましたが、彼女の不連続な体調の変化に対する対策は完璧に近いものがあります。

普段は1人で食事をしていますが、いつも食卓の上にはおかずをたくさん並べています。その上、ごはんもしっかり食べているのに太りません。ヘモグロビンA1cも私よりよくて5・0くらいですから、動脈硬化もそれほど進んでいないのではないかと思います。本人曰く、もしかしたら自分のほうが息子より長生きするのではないかと言っているほどです。

認知症のリスクは難聴が8%

このように健康的な食生活を続けている母ですが、1つだけ気になるのは、難聴の症状が出ていることです。そのため、私は母と話すとき大きな声で話さないといけません。補聴器をつけろとアドバイスするのですが、補聴器を嫌がります。

ヨーロッパでは難聴の高齢者は普通に補聴器をしています。今の補聴器は小型化も進んでいますし、ノイズリダクション機能もついているので、昔の補聴器のように煩わしくないはずですが、母だけでなく日本の高齢者は補聴器を嫌がる傾向があると言われています。

でも難聴を放置していると、認知症になるリスクが高くなるのです。世界的に権威のある医学誌『ランセット』に「認知症の予防、介入、ケア」(Dementia prevention, intervention,and care:2020 report of the Lancet Commission）という論文が発表されています。

その中で認知症の原因が分析されていますが、それによると難聴（Hearing Loss）は最も多く8％となっています。

ちなみに、養老先生の耳はまったく衰えていません。「もしも、難聴になったら？」という質問にも「補聴器をつける」と答えています。

養老先生は右目が見えにくいとおっしゃっていましたが、白内障の手術をしてからは全体的によく見えるようになりましたし、耳も衰えていないので、情報の入力作業がしっかりやれるのだと思います。

だから文章を書いたり、対談をしたり、テレビやYouTubeの番組に出演するなど、出力のほうもまったく衰えないのでしょう。

一日中イヤホンで音楽を聴くと難聴に

私自身も難聴になったら、補聴器をつけるつもりでいますが、その前に予防したほうがよいと思い、音楽を聴くときは音量を上げすぎないように気を付けています。今はみんなスマホに入れた音源をイヤホンで聴いていますが、あれは耳にはよくありません。

音楽をちゃんと聴こうとするとどうしても音量が大きくなりがちですし、耳は大きな音に長時間さらされるとダメージを受けて難聴のリスクが高くなります。若いときから、一日中イヤホンで音楽を聴いている世代の耳がどうなるのか心配です。

医者の仕事は患者の話を聞けないと務まりません。だから耳はとても大事。本や論文をいっぱい読まなければならないので目も大事です。先ほど入力と出力という話をしましたが、入力に関しては聴覚と視覚の2つの感覚器官がとても重要なのです。

ところが、2022年6月、定期的な眼科検診で網膜剥離が発覚してしまいました。

しかも両眼です。担当の女性医師は網膜をくまなく観察して、「網膜に穴が開いていますよ」とあっさり言いました。まさに青天の霹靂《へきれき》でした。

眼球内に入った光は、水晶体で屈折し、硝子体（透明なゼリー状の物質）を通り、網膜に像として投影されます。硝子体と網膜がくっついた部分が引っ張られて、網膜が破れるのが網膜裂孔で、この裂け目から硝子体の水分が網膜の下に侵入すると網膜が剥がれ、最悪の場合は失明につながります。

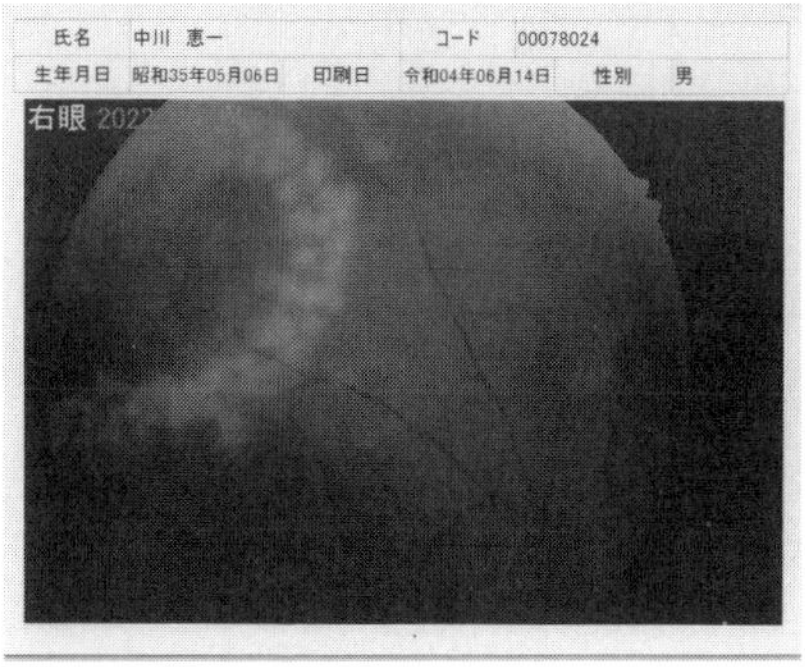

中川先生の右眼底写真(2022年6月14日撮影)。眼底に裂孔がみられる。右は左より裂孔が大きかったので、1週間後に追加のレーザー治療を受けた

放置はできないので、網膜にできた裂孔のまわりにレーザーを照射し、網膜とその下の組織を接着させて網膜を剥がれにくくする「光凝固治療」を受けました。治療は15分ほどで終了したものの、目の大切さを改めて実感することになりました。

そこで、眼科医からすすめられたルテインというサプリメントを飲むようになりました。網膜に出血やむくみが起こって視力が低下する加

齢黄斑変性の予防のためです。加齢黄斑変性は、日本では視力障害の原因疾患の４位と言われていますが、ルテインのサプリメントには、加齢黄斑変性の発症を抑えるというデータがあります。

歯ブラシだけでは歯周病は防げない

日本人の歯に対する考え方も、欧米に比べると遅れていると思います。口腔ケアという考え方がまだ十分浸透していないので、歯周病で歯を失う人が多いのです。

歯みがきが大事だという認識を持っている日本人は多いと思いますが、アメリカではデンタル・フロスや歯間ブラシを使うのが当たり前です。アメリカでは「フロスか死か」(Floss or Die) という言葉もあるくらいです。

大ヒットした『プリティ・ウーマン』(ゲイリー・マーシャル監督) という映画にこんなシーンがありました。娼婦役のジュリア・ロバーツが、リチャード・ギアが演じる大富豪が宿泊しているホテルに来ます。バスルームで小さなものを取り出した娼婦に、麻薬と勘違いした大富豪が怒るのですが、彼女が使おうとしたのはデンタル・

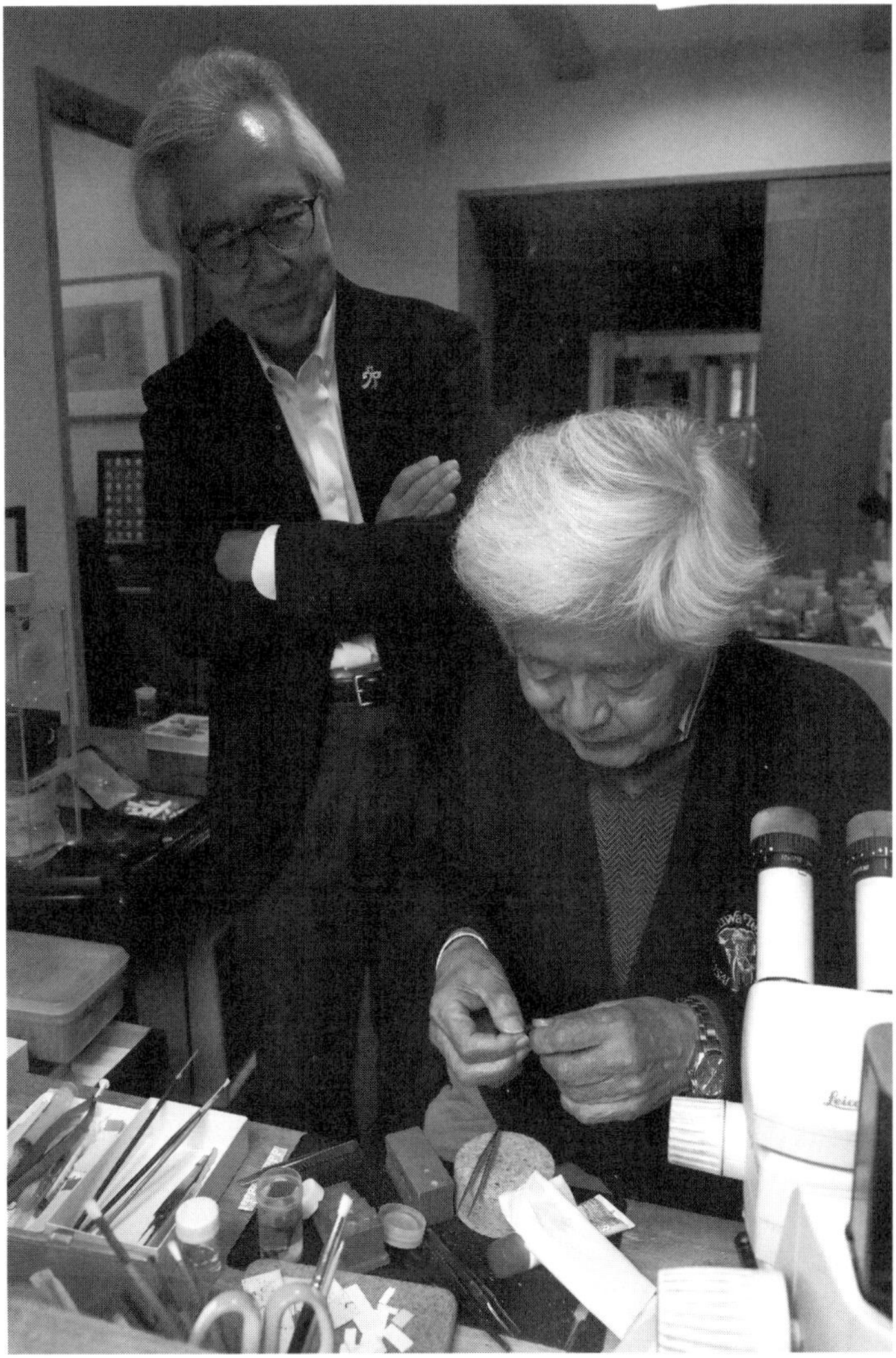

箱根の昆虫館にて。虫の研究のためには目を大事にしないといけない

フロスだったというシーンがありました。

この映画が公開されたのが１９９０年ですから、アメリカでは30年以上前から、デンタル・フロスを使うのが当たり前だったわけです。


それに対して、日本ではまだ歯ブラシが中心です。私自身は歯間ブラシを使うようになってから、口の中の状態がよくなっているのを実感しています。

また、それだけでは十分ではないので、月1回、東大病院の歯科で、歯科衛生士さんに歯垢や歯石などのケアをしてもらっています。これはとても気持ちがよく、私にとっては憩いの時間にもなっています。

あまり知られていませんが、歯周病はがん、とくに食道がんやすい臓がんを増やします。また心筋梗塞の原因にもなります。日本人はもっと口腔ケアの重要性に気付いてほしいと思います。

ヴィーガンやベジタリアンは短命

最近は日本でも、「野菜をいっぱい食べよう」と言われるなど、昔に比べると健康志向が強くなりました。野菜が健康によいという人が行きつく先が、ベジタリアンやヴィーガン（卵や乳製品も食べない完全菜食主義者）です。

日本でもヴィーガンは若い人の一部でブームになっているそうで、ヴィーガンのためのレシピ本も発売されています。

しかしヴィーガンはもちろん、ベジタリアンも短命であると言われています。人間の免疫力を維持するには、大量のたんぱく質が必要なので、植物性のたんぱく質だけではどうしても不足してしまうのでしょう。

もともと人間は雑食です。食べ物の中には人間の体にとって利益になるものがある一方、毒物も含まれています。肉は体によくないと思っている人がいますが、実は肉のほうが毒は少ないのです。

抗がん剤の中には植物の成分を抽出したものが少なくありません。そういう意味では植物のほうが毒を持っているものが多いと言えます。

猫を飼っている人には常識ですが、猫はタマネギを食べると、死んでしまいます。

タマネギに含まれる有機チオ硫酸化合物という毒によって赤血球が破壊されてしまうからです。人間にはタマネギの成分は毒ではありませんが、猫にとっては毒です。

つまり猫は人間ほど鍛えられていないので、動物や魚の肉ばかり食べていたのです。だから植物の毒を分解したり、解毒できない生き物になってしまったのでしょう。

ベジタリアンでなくても、無農薬野菜や有機野菜しか食べないという人がいます。肉よりも野菜を重視する野菜志向の人が多いのです。

あるいは、食品添加物が含まれている食品は買わないという人もいます。日本の食品添加物の規制は世界一厳しいと言われているのに、そんなことをしても何の意味もありません。

だから私は食べ物に関して、何も気にしていません。がん患者さんから「何を食べたらいいですか?」と質問されても、「好きなものを食べなさい」とアドバイスしています。

「世間教」が生み出す同調圧力

欧米との違いで言うと、日本にはキリスト教のような宗教がないことが、日本人の特性を考える上で重要だと私は思っています。

キリスト教とイスラム教は、どちらもユダヤ教を起源にしています。3つの宗教に共通するのは一神教です。日本の土着の宗教は八百万《やおよろず》の神がいると信じる多神教ですから、宗教的バックグラウンドがまったく違います。

一神教が生まれたパレスチナは砂漠のような地域だったので、生きていくのが大変でした。そこで人々を団結させるため、倫理観なども厳しい戒律に拘束させるような宗教が生まれたと考えられます。日本のように自然が豊かな地域から出てくる発想ではありません。

養老先生流にいえば、一神教は非常に都市的な宗教、脳がつくり出した宗教です。それに対して、日本の八百万の神は、都市や脳と対立する自然、すなわち山にも水にも神が宿っていると信じる宗教です。

日本は気候がよいし、自然が豊かで食べるものにも困りません。だから一神教が入ってくる余地がほとんどなかったのでしょう。つまり、日本は一神教のような厳しい宗教が必要ない国だったと言えるのです。

宗教的な拘束がない代わりに、日本は周囲の空気を読みながら自粛する同調圧力が強い国になってしまいました。

コロナ対策でも、屋外ではマスクを外してよいと言われても外せません。私は屋外ではマスクを外して歩いていますが、いつも「非国民」みたいな厳しい目で見られます。まわりが自粛警察みたいな人ばかりですから、今後も日本ではなかなかマスクは外せないでしょう。

そういう意味では、日本は世間が宗教の代わりになっていると思います。言うならば「世間教」です。

自粛警察はそれに従う者と従わない者の分断をつくり出していますが、このように同調圧力というのは何かに利用される危険性もあるのです。

一神教なら戒律が言葉で書かれているので、解釈の範囲での問題になります。これに対して、日本には書かれたものがないから、同調圧力をかける矛先がしょっちゅう変わります。それはとても危険だと感じています。

ストレスが多いとがんになるのは？

空気を読みながら同調圧力に従うという生き方はストレスがたまります。多くの人がご存じのように、ストレスは免疫と深く関わっています。

私たちの体が腐らないのも免疫のおかげです。その証拠に死体は腐ります。では生きているときになぜ腐らないのかというと、免疫の力でばい菌を排除しているからです。だから死んだ瞬間からすぐに腐り始めるのです。そのため人体は免疫を維持するためにものすごいエネルギーを必要としています。

例えば、がん細胞は私たちの体の中で毎日発生しています。しかし免疫細胞ががん細胞を見つけては退治してくれるので、そのほとんどはがんとして成長することはありません。

ただ免疫細胞も万能ではないので、ストレスや老化でその力が衰えると、がん細胞を見逃してしまいます。

ストレスでがんが増えるということは、疫学的にも証明されていることです。今までは実証的なデータはあまりなかったのですが、最近、国立がん研究センターの調査でわかってきています。

もともと原始時代には、例えばライオンに襲われるとか、川や海に落ちるとか、そういうものがストレスでした。死に直面するような危機的なストレスにさらされたとき、免疫力を維持するためにエネルギーを使うのは合理的ではありません。

そこで免疫システムは、危機に直面したときは、一気に免疫力を下げて、直面する問題だけに対処できるようにしたわけです。

ところが今の社会のストレスは、仕事がうまくいかないとか、妻が怖くて家に帰りたくないとか、長く続くものが多いですね。コロナもそうです。ライオンに襲われているような状態がずっと続いているようなものですから、免疫力が下がってがんが増える可能性が否定できないのです。

がん細胞は患者の栄養を横取りして成長

見逃した1個のがん細胞が、分裂して2個になり、それが4個、8個、16個、32個と増えていって、30回細胞分裂すると約10億個になります。2個の30乗が約10億個ですから。そして10億個のがん細胞が集まると1cmくらいの大きさになります。がんを発見して治療できるのがこのくらいの大きさですが、ここまでがんが成長するには早くて10年、普通は20年くらいかかります。

がん細胞がどのようにして成長するのかを示すのに、わかりやすいエピソードがあります。

ヘンリエッタ・ラックスというアメリカの黒人女性が、1951年に子宮頸がんで死亡しています。彼女は、がん細胞がどんどん広がって、がんに栄養を横取りされて、やせて亡くなりました。亡くなる直前に、がん細胞の一部を体の外に取り出して培養されたのが、彼女のイニシャルを冠したヒーラ（HeLa）細胞です。

ヒーラ細胞の研究でわかったことは、がん細胞は若返るということ。患者さんの体の中にいるときは、患者さんが死ねばがんも死にますが、試験管の中でヒーラ細胞に栄養を与えると、生き続けます。ですから、ヒーラ細胞は今も世界中のいろんな研究室の中で生きています。

しかし普通のがん細胞は患者さんの栄養を横取りして成長するので、やがてがんは患者さんと共倒れになります。患者さんがやせて、がん細胞が栄養をとれなくなると、お互い死んでしまうわけです。

それを知っているので、私は養老先生が15kgやせたと聞いて、がんを疑ったわけです。もしも、がんでそれだけやせていたのなら、治療は難しいと言わざるをえません。

発見することが無意味な過剰診断とは?

私は養老先生と違って、がん検診を推奨している立場ですが、多くの医者や患者さんは、がんを早期に見つけたほうがトクだと思っています。

ただ「過剰診断」という言葉があって、私の部下の若い医者も過剰診断の研究をしていますが、がんの中には見つけなくてもよいがんもあります。

例えば日本の男性のがんで一番多い前立腺がん。9人に1人がなると言われていますが、たちが悪くないタイプなら、「監視療法」といって経過を診るだけでかまいません。海外のガイドラインでは、監視療法も「標準治療」の一つになっています。

あるいは甲状腺がん。とくに福島県の小児甲状腺がんは完全な過剰診断です。それにはいくつか理由があって、甲状腺がんは検査すると、ほとんどの人が持っているからです。交通事故で亡くなった人の臓器を詳しく調べたデータがあるのですが、それによると60歳以上の全員に甲状腺がんが見つかっています。

一方、甲状腺がんは10代でも見つかります。しかし大きくなるまでに非常に時間がかかりますし、放置しても亡くなる人はほとんどいません。自然退縮もまれではありません。

東日本大震災の原発事故の後、福島県の18歳以下の甲状腺を綿密に調べたら、たくさんの子どもたちに甲状腺がんが見つかりました。ところが原発に近い浜通りや中通りの比率も、放射線の影響が少ない会津の比率も同じでした。おそらく東京で同じように検査しても、同じ比率であるに違いありません。

ソ連（当時）のチェルノブイリ原発事故のときも、被爆によって甲状腺がんが増えたと言われていますが、子どもの場合でも5年ぐらいかかってから増えているのです。前述したように、1個のがん細胞が1㎝の大きさになるまでに、10~20年かかります。だから、福島県で発見された甲状腺がんはもともとあったがんなのです。

また甲状腺がんの5年生存率は、ほぼ100％。5年生存率はがんが治ったとされる指標です。ですから甲状腺がんを早く見つけることに意味はありません。

がんの情報は国に全例登録しないといけないので、甲状腺がんの5年生存率が100%というのは確かな情報です。


前著で述べたように、私は自分で膀胱がんを見つけました。前述の若い部下は、それも過剰診断ではないかと冗談まじりに言います。なぜなら、国が定める以外の検査を自分でやっていたからです。

当時、東大の先輩の病院を手伝いで当直していたとき、当直室にたまたまエコーの装置があったので、調べてみたら膀胱がんが見つかりました。それで内視鏡手術をして、痛い思いをしたわけですが、これを放置していたらどうなっていたかはわかりません。

病理検査によると、悪化しやすいハイグレードのがんと診断されていますから、自分では手術したのは正解だと思っています。

第5章

養老先生、死を語る

虫の法要は何のためにやっているのか

養老孟司

臨床医にならなかった理由

「がんになったらどうしますか？」と聞かれることがありますが、なったらなったでしょうがないと思っています。85歳ですから、今からがんが見つかったとしても、何も治療をする気はありません。

調べればがんが見つかるのかしれません。でも今まで一度もがん検診を受けたことがないので、あるかないかもわかりません。

２０２０年に東大病院に行ったのは、具合がとても悪かったからです。それまでに体重が15kgぐらい減っていたので、こんなにやせたのなら、がんがどこかにあるかもしれないと思っていました。しかしＣＴなどの検査の結果、がんは見つかりませんでした。

逆に、がんではなくて心筋梗塞だったのは寝耳に水でした。医学生の頃、心筋梗塞を起こす人は、割合はっきりとした性格的な特徴があると教わりましたが、それによると、僕は心筋梗塞のリスクが高い性格ではありません。だから自分は心筋梗塞にならないと勝手に決めてつけていました。

このとき、26年ぶりに東大病院を受診したと言われていますが、僕は小学校1年生のときにも東大病院に入院しています。

東大病院の小児科に入院していたのは、おそらく昭和20（1945）年ではないかと思います。山の手大空襲（1945年5月25日）があって、病室のガラスがビリビリ揺れたり、患者さんがみんな地下に避難したのを覚えています。

なぜ東大病院に入院することになったのかというと、2歳のときの鼠径ヘルニアがきっかけです。鼠径ヘルニアは腸が本来の位置から下腹部にはみ出す症状です。はみ出した部位がゆるければいいのですが、狭くなっていると腸が戻らなくなります。するとはみ出た腸が血行不良を起こして壊死します。そこで、外来で緊急手術をしてもらいました。

そのときの手術の傷を縫う糸に、ばい菌がついていたのでしょう。5〜6年かけて大きく膿んでしまったので、また東大病院で手術することになりました。大きな階段教室の真ん中に手術台があって、まわりを医学生さんが見学している中での手術です。

子どもですから、ギャーギャー叫んでいたみたいです。

当時は、エーテル麻酔が主流でしたが、エーテルでは軽すぎたのか、執刀医が「クロロホルム」と叫んだのを覚えています。

クロロホルムも麻酔薬です。後に医学部に入って勉強してわかったことですが、クロロホルム麻酔は1000人に1人くらいの確率で死ぬそうです。幸い死なずに、その手術も終わりました。

それで終わったと思ったら、まだ終わりではありませんでした。細菌性のアレルギーを起こして、朝起きると目やにが出るようになったのです。眼科の先生に診てもらったら、このまま放っておくと、いずれまつげも全部なくなると言われ、母が心配していたのを覚えています。

そのときに行われた治療が、今でいうところの脱感作療法で、アレルギーの原因菌の抗原を注射して、それを少しずつ増やしていくことで、過敏な反応を減らしていきます。その注射薬をつくっていたのが、当時の伝染病研究所（現在の東京大学医科学研究所）でした。

注射薬は1日しかもたないので、看護師さんが毎日、伝染病研究所まで取りに行って注射してくれました。そんなこともありましたので、東大病院には昔も今もずいぶんお世話になっているんです。

だから東大には足を向けて寝られないはずですが、できれば行きたくない場所でもあります。ありがたいというのと同時に、嫌だという気持ちが同居しているのです。

僕もいちおう医者の修行をしましたが、お医者さんになる気はありませんでした。患者さんを診るのが苦手だったのです。

その理由は患者さんが勝手に死んでしまうからです。一生懸命診ても、患者さんが亡くなることがあります。

例えば交通事故でかつぎ込まれた患者さんがいて、多量の出血がありました。インターンだった僕も、あちこちの出血しているところを押さえる手伝いをしました。最初のうち、どこが問題なのかわからずに手術していたので6時間くらいかかりました。最後は問題がわかって手術は終わり、傷をきれいに縫合しました。

ところが、その段階で患者さんは亡くなってしまいました。患者さんを助けるための6時間がまったくの無駄になってしまったわけです。

大規模災害は必ずやってくる

日本はいつ大規模災害が襲ってくるかわからない国です。まえがきや第3章で述べた南海トラフ大地震のほかに、首都直下型地震や富士山噴火なども、いつ起こってもおかしくないと言われています。

もうすぐ関東大震災（1923年）から100年を経過するので、首都直下型地震がそろそろ来るかもしれません。富士山は1707年の宝永噴火以来、約300年噴火していませんが、3200年間で100回噴火していることがわかっています。30年に1回の確率なので、これもそろそろ起こる可能性があります。

最近、僕が2038年までに南海トラフ大地震は絶対にやって来ると言っているので、災害に遭ったらどうするか聞かれることがありますが、もし来たとしても何もできません。

せめて東京で仕事をしているときに、首都直下型地震が来てほしくないと思うくらいです。交通が遮断されたら、鎌倉まで帰れませんからね。という冗談をいつも言っていますけど、正直なところ災害への備えといっても、個人でできることは限られています。死んでしまうかもしれませんが、それもしかたがありません。

でも地震や噴火が近い将来、やってくることは間違いありません。そこでどう生き延びるかは運次第ですから、それを考えてもしかたがないのです。むしろ考えるべきは、第3章で述べたように、どうやって壊れた国土を立て直すかです。災害が起こってから、考えていたのでは遅いのです。

災害に備えるよりも、その後をどうするかを今から考えておかないといけません。年寄りは死んでしまうから関係ないと考えるのではなく、それを若い人と一緒に考えるべきです。それはこの国で生きる人々の生き方の問題だと思います。

乗っていた飛行機が帰路で墜落

２０１６年、ラオスに住む若原弘之さんと虫捕りに行ったとき、僕らが乗った飛行機が、下りた後で墜落したことがありました。

若原さんは蝶の研究家で、僕の虫捕り仲間の1人です。ラオスでは昆虫採集のガイドをしています。若原さんと一緒に、僕らはラオスのビエンチャン空港から、小型機で山岳地帯まで飛びました。

到着後、ホテルに入ってテレビを見たら、僕らが乗っていた飛行機の墜落現場写真が出ていたのです。小型機はビエンチャン空港に帰る途中で、山中の谷底に墜落してしまったのです。飛行機が墜落するのは何の不思議もありません。確率は低いけど、落ちるときは落ちます。行きと帰りが逆になっていたら、僕らも命がなかったというわけです。


しかもラオス航空というのは、航空会社の中でも落ちる確率が高いと言われていました。僕が最初にラオスに行ったとき、ビエンチャン空港で、国内線に乗り換えるために、空港の椅子に座って待っていたら、隣に若原さんがいて、こんなことを話してくれました。

これから乗る飛行機は中国製で、ラオス政府が新品の機体を25機買って、今は2機しか残っていないと言うのです。残りの23機は落ちたか故障している。だからこれから乗る飛行機は大丈夫だ。

若原さんは僕を安心させようと思って言ったと後で話してくれましたが、そんなことを言われてから搭乗すると、飛行機が上空にあがった瞬間、機内が真っ白になりました。機内の空調のコントロールが悪くて、湿気の多い地上から高いところに急に移動したため、機内に雲ができたわけです。さすがに、ちょっと怖かったですね。

こういうことを経験しているので、自分が死ぬことを考えてもしょうがないと思っています。病気で死ぬか、事故で死ぬかはわからないので、死ぬときのことを考えても、何の意味もないのです。

「終活」は無意味、何事も順送り

死ぬ前に物などを処分して整理する「終活」が流行っていますが、僕はこれも意味がないと思っています。死という自分ではどうにもできないことに対して、自分でどうにかしようと思うのは不健全です。

生まれたときも、気付いたら生まれていたわけです。予定も予想もしていなかったことです。死も「気が付いたら死んでいる」でよいのではないでしょうか。しかも死んでいることに自分が気付くことはありません。

僕もこれだけ虫の標本を持っていますから、「死んだらどうするんだ?」と訊かれます。そんなことは知ったことではありません。

今は箱根の別荘に保管していますが、ここも富士山が噴火したら一発で終わりです。コレクションなど、一生懸命貯め込んでも、何かのきっかけで無に帰してしまうこともあるわけです。すべては諸行無常です。

いろんな物を貯めこんで死ぬのは、残された家族に迷惑をかけるなどと言われます。でも僕はまったく問題ないと思います。

何事も順送りです。残された者は大変だけど、そういうことが順送りに繰り返されます。それが人生というものでしょう。

逆に物を整理して死に際をきちんとしようとするのは、僕ははた迷惑な行為だと思います。「死んだ後も自分の思うとおりに世界を動かすつもりなのか?」と。しかも、

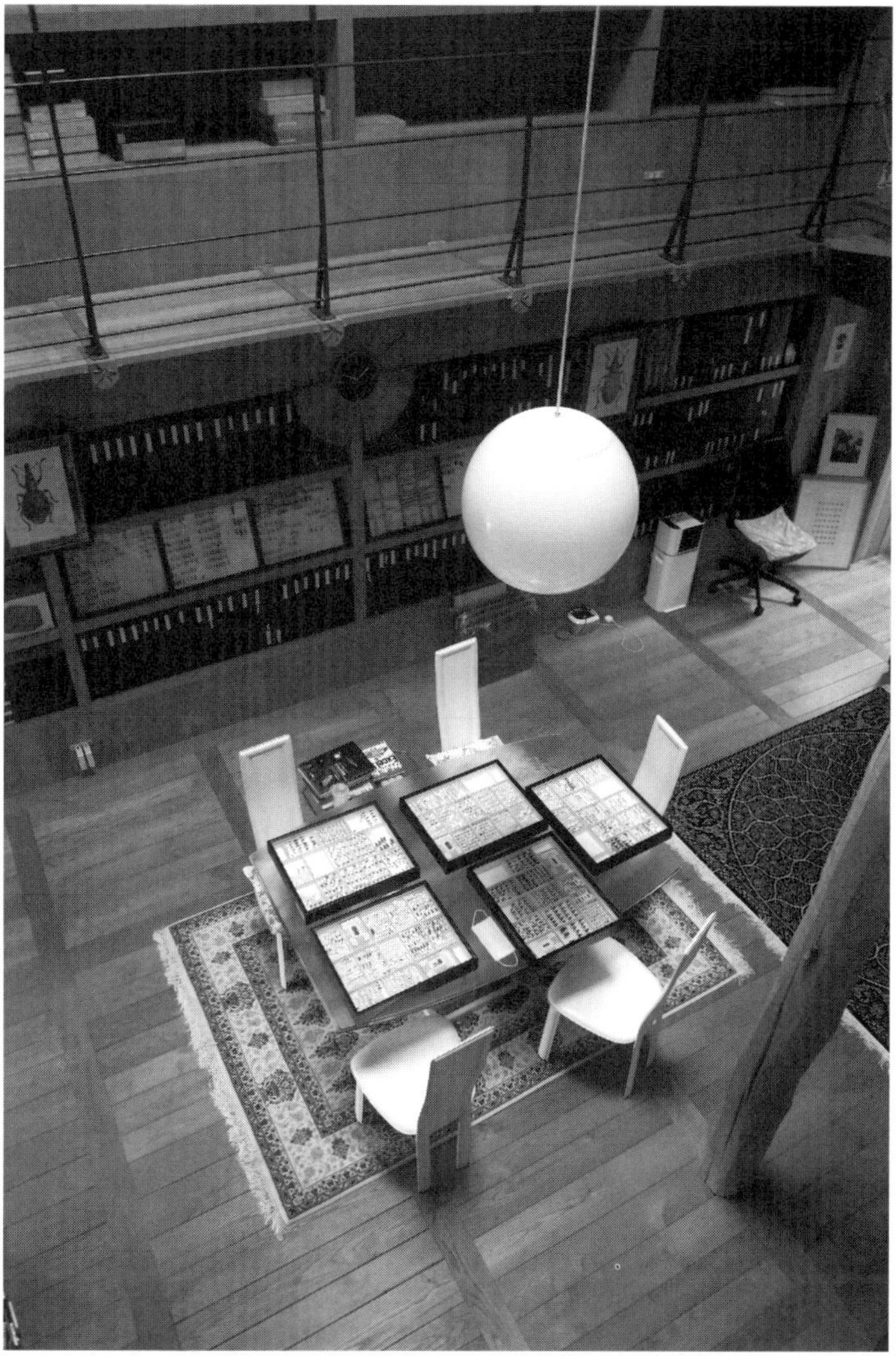

箱根の別荘には膨大な昆虫標本のコレクションが保管されている

その世界は自分では見ることができないのです。
人が亡くなって、残された家族とか親族がいろいろもめるのは、後の人の教育だと思っていればよいのです。

長生きはしようと思っていませんが、「今やっている虫の標本づくりが一段落するまでは生きていよう」とぼんやり思っています。といっても、いつ片付くかわかりませんが。

標本づくりに終わりはありませんが、ある分野については終わりにするとか、そういうことをやっておかないと申し訳ないという気持ちはあるのです。

例えば人からいろんな標本をいただいているので、それだけは片付けておきたいと2～3年前から思っています。

それでも虫の標本はどんどん増えるので整理しきれません。頭の中で自分なりの整理はついていますが、それを実際に行うとなると、時間がぜんぜん足りません。それこそ死んでいる暇がないのです。

虫の法要と解剖体の慰霊祭

6月4日は「虫の日」です。数年前から、この日に鎌倉の建長寺で虫の法要を行うようになりました。

僕は虫の標本をつくっていますから、これまでに何万匹もの虫を殺しています。その供養という意味合いで始めました。

ほとんどの人は自分が虫を殺しているという意識はないでしょう。でもゴキブリやハエを見つけたら、殺虫剤をシューッって平気でやっています。8畳間の部屋に1回シユーッとやると、24時間虫がゼロになるという強力な殺虫剤もありますし、最近、新聞を見たら、1年間は大丈夫という殺虫剤の広告も出ていました。

高速道路を走る車に虫がぶつかると、その虫は死んでしまいます。それでどのくらいの虫が死ぬのか計算した人がいますが、車1台が廃車になるまでに何千万匹もの虫が殺されているそうです。

誰でも、アリのような小さい虫を年中踏みつけていますし、それをもって生命尊重とか言われても、僕は聞くつもりはありません。

虫の法要を行っているのは、そんな理由ではなく、なんとなく自分で勝手に考えてやっているだけのことです。

法要を始めたら、東大医学部で解剖体の慰霊祭というのを毎年ずっとやっていたことを思い出しました。解剖されるのは亡くなった人ですが、解剖するということは、必ず解剖される人がいます。

病院では病理解剖を行いますし、法理の解剖もあります。亡くなった人を解剖するというのは、医学部ではごく普通に行われていることです。僕も長年、解剖をやってきました。

解剖というのは、亡くなった人の体にメスを入れてバラバラにします。つまり人の体に何らかの危害を加えているわけです。

その気持ちは解剖している僕らにも残ります。東大医学部の解剖学教室に勤務していたときは、「僕らはよくないことをしているのではないか?」と、勝手に思っていました。

そんな、ちょっと申し訳ないという気持ちから、年に1度、解剖体の慰霊祭が行われていたのだと思います。

加害者の気持ちは報道されない

解剖する人は、わかりやすく言うと加害者です。それに対して、解剖されている人は被害者です。慰霊祭は僕たち加害者たちの気持ちを和らげるために行われているのだと思います。

ただ、こうした行為が、世界中の人に通じるかどうかはわかりません。ケンタッキー・フライド・チキンは世界中に店舗がある多国籍企業ですが、その中で年に1回、鶏の供養を行っているのは、日本のケンタッキー・フライド・チキンだけだそうです。

他の国の人も鶏を殺して食べているわけですが、別に鶏を殺したとは考えていません。日本人だけが鶏を殺すということについて、どこか気持ちが悼んでいるのでしょう。文化の違いといえばそれまでですが、日本人は鶏を供養することでバランスがとれているのだと思います。

日本人でも「そんなの迷信じゃないか？」とか、「なんかバカなことをしているんじゃないか？」と思う人もいるでしょう。だから誰でも理解できるように、気持ちのバランスをとるのは相当難しいと思います。

戦後の風潮をずっと見ていると、「どんなひどい被害を受けたのか？」など、被害者に対して憂える気持ちがあると思います。

一方、加害者については、「危害を加えようとしたときにどういう気持ちだったのか？」とか、そういったことはほとんど論じられません。

具体的に言うと、メディアでは被害者のことは非常に大きく報道しますが、加害者の気持ちを報道することはありません。

これは死刑という刑罰を考えればわかります。死刑も刑罰を実行する人がいるわけですが、その人たちの気持ちは報道されません。ただ、「○○死刑囚の死刑が執行された」と報道されるだけです。

死刑制度に反対する理由

僕は死刑制度には反対です。なぜならその制度がある限り、誰かが人を殺さなければならないからです。その人たちの気持ちを考えると、死刑は廃止したほうがよいと思います。

日本では、絞首台を作動させるボタンが作動用のボタンとダミーのボタンに分かれていて、3人ないしは5人の刑務官が同時に押すようになっていると言われています。誰が押したボタンで執行されたのかわからなくするためです。

また執行の翌日、刑務官は休日がとれるそうです。でも僕はそんなことをしないほうがいいのではないかと思っています。むしろ次の日はやたら忙しいほうが気は紛れるのではないでしょうか。

僕が医学生の頃、インターンで臨床を経験しました。当時は今よりもずっと乱暴な医療だったので、亡くなる患者さんをしょっちゅう診ていました。

そこで学んだことは、医者は間違えると患者を殺すということです。僕はそういうことが非常に嫌だったので、自分が臨床医になることも嫌になってしまいました。

でも僕のように人が死ぬのが嫌な人間ばかりだと、医者がいなくなってしまいます。だから患者さんが死ぬのは仕方がないことだと、どこかで吹っ切らないといけません。そういう気持ちのバランスを保つ装置の1つとして、慰霊祭があるのではないかと思っています。

虫塚を自分の墓にすることはできなかった

2015年、虫の法要を行っている鎌倉の建長寺のご厚意で、虫塚というものを建てさせていただきました。

日本はおもしろい国で、筆塚のような塚をつくる風習があります。筆塚は長い間使って古くなった筆を供養する塚です。こういうことを世界の他の国の人に言っても、ほとんど理解してもらえません。

建長寺の虫塚は、僕の後輩でもある建築家の隈研吾さんに頼んで設計してもらいま

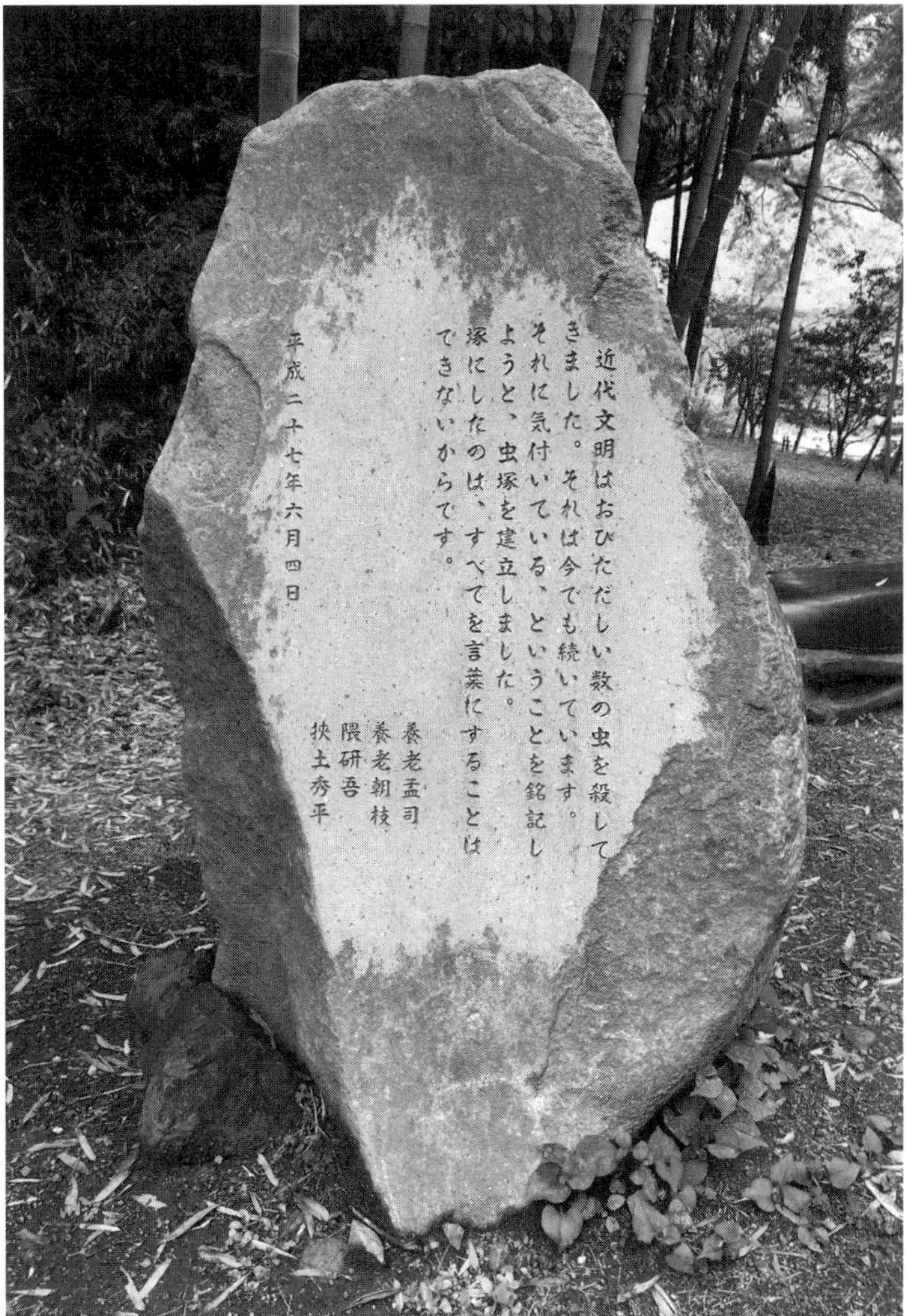
近代文明はおびただしい数の虫を殺して
きました。それは今でも続いています。
それに気付いている、ということを銘記し
ようと、虫塚を建立しました。
塚にしたのは、すべてを言葉にすることは
できないからです。
養老孟司
養老朝枝
隈研吾
挾土秀平
平成二十七年六月四日

建長寺の虫塚の石碑。養老先生を始め建立に携わった人たちのご芳名と建立の謂れが掘られている

した。普通は石の塔のようものを建てると思いますが、隈さんはジャングルジムみたいなユニークな形をした虫塚にしてくれました。

『まる ありがとう』という本にも書きましたが、虫塚のような供養塔は、普通は自分が殺したものを慰霊することが目的です。

この虫塚には僕自身も入るつもりでした。また虫と関わりのある人なら誰でも入っていいことにしようと思っていました。その理由として、1947年に家制度が廃止されて、墓守りしない人が増えたことがあります。

戦後、都市への一極集中が進んだために、田舎に放置された無縁墓が増えています。建長寺は創建から760年以上の歴史があるので、これから先もお寺が続いていれば、虫塚も続くと思ったのです。

ところが、後でわかったことですが、墓を勝手につくってはいけないようです。墓地は墓地として管理しないと、後で動かしたりするときにもめるというのです。結論を言うと、虫塚を墓地にすることはできないということでした。

僕の母は実家があった相模原に自分で墓を建てて、母方の祖父や祖母もそこに入っ

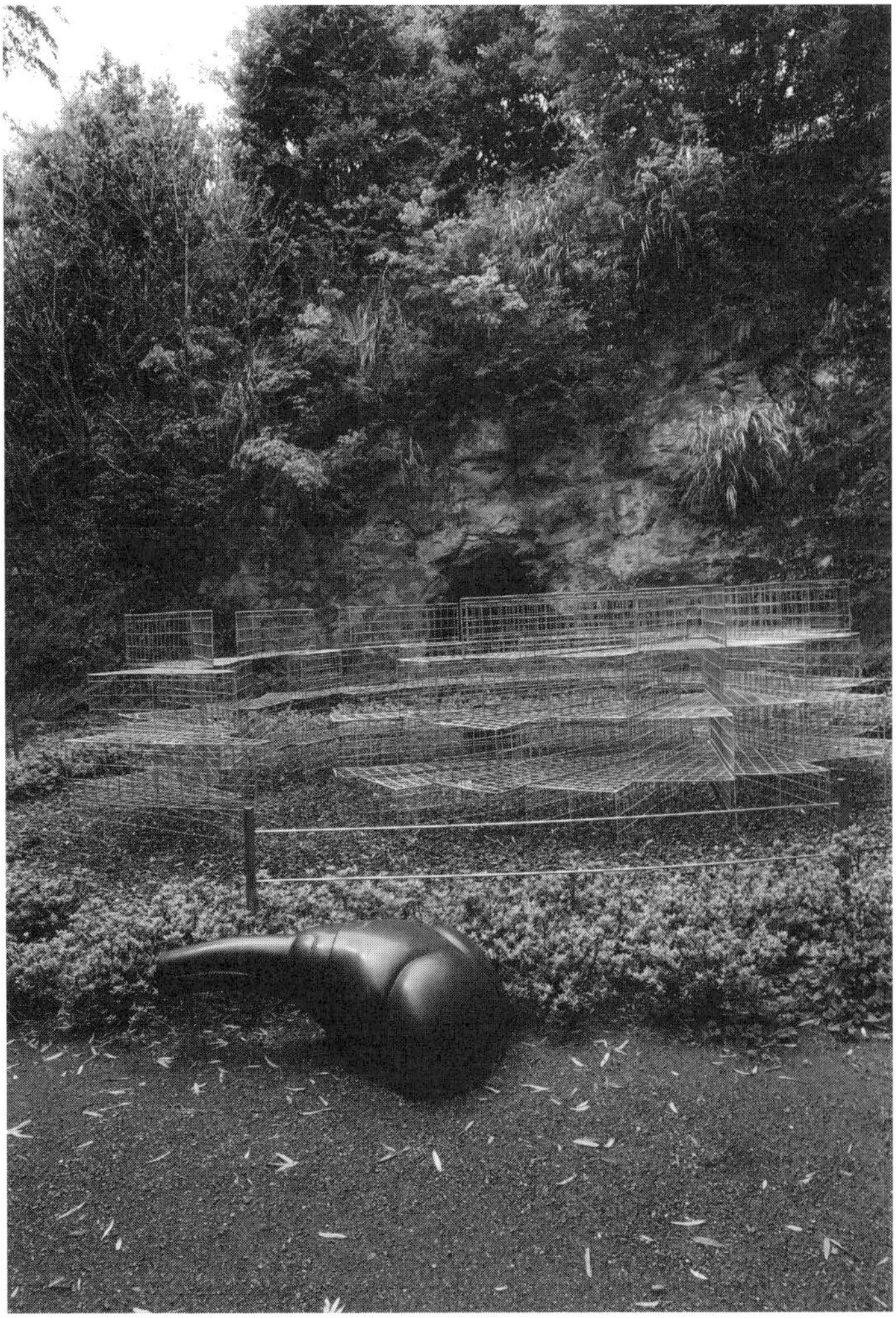

ジャングルジムのような形の鎌倉・建長寺の虫塚。設計は建築家の隈研吾氏

ています。父は京都の知恩院と、実家のある福井県の墓地にそれぞれ分骨しています。もしかしたら、虫塚に少しだけ分骨するのはできるかもしれません。

でも虫塚だけを墓にすることはできないので、どうするかはまだ考えていません。おそらく妻が決めるでしょう。何事も順送りですから。

まるの骨壺もまだ自宅に置いてあるのですが、どうするか決めていません。中川さんから、「骨壺を見て毎日涙するのか?」と聞かれましたが、そんなことはありません。何事も諸行無常ですから。

まるの骨を庭に撒いちゃおうかとも思いましたが、この家もいつまで続くかわかりませんからね。

第6章

死のリスクをゼロにはできない

自分らしく死ぬことを忘れた日本人

中川恵一

治療の痛みは将来の時間を買うための対価

私の膀胱がんは痛みなどの症状がない段階で見つけました。でも治療をするとやっぱり痛い。症状がないのに、わざわざ痛い思いをするというのは、もし猫とコミュニケーションがとれるとしたら、猫は「絶対に治療しない」と言うに決まっています。なぜなら、猫には時間の感覚がないからです。

それに対して、人間は現在から未来へという時間の認識があるので、今は痛みを引き受けて治療するけど、その痛みは将来の時間を買うための対価だと思うことができます。

私は治療の痛みに耐えながら、そんなことを考えました。もしかしたら、日本人にはこういう発想は珍しいのかもしれません。

人生の時間というのは、長くてもたかだか100年ぐらい。その時間をどのように生きるか、日本ではあまり深く考えていない人が多いような気がします。

どちらかと言うと、「毎日毎日会社に行って、気がついたら定年になっていた」といった人が多いのではないでしょうか。そういう生き方をしていると、いざ自分に死が近いと知ったとき、納得できる選択ができなくなってしまうような気がします。

私はこれまで3万人くらいのがん患者さんを診てきました。同時に、たくさんの方の亡くなり方も見てきました。

その中で、患者さんに「申し訳ないけど、完治はもう期待できません」といった話をすると、そのことを認めようとしない方が多いことに気付きました。

私は東大病院の放射線治療部門長と緩和ケア診療部門長を長く兼任していましたが、「緩和ケア」という言葉なんて聞きたくないという患者さんがとても多いのです。

緩和ケアを受けるということは、治癒の見込みがないということを意味します。患者さんにとっては、緩和ケアを受けるというのは敗北なのでしょう。だから「がんと徹底的に闘うんだ」という気持ちのほうが強いのです。でも緩和ケアを拒否してがんと闘うということは、抗がん剤を使うことになります。

そんな患者さんに対して、「何のために生きているのか?」と思うことがあります。闘病中の患者さんを冒涜する気はありませんが、がんと闘うことを選んだ患者さんは、抗がん剤の副作用に耐えながら、腫瘍マーカー（この場合は、抗がん剤の治療の効果を判断する指標に用いる）が下がることだけが楽しみになってきます。そんな人生というのは何だろうと思ったりするのです。

最期までその人らしく生きる

自分が死ぬと思っている動物は人間だけです。そんな生き物にとって、自分がいつ死ぬかわからない、寿命がわからない、というのは果たしてよいことなのでしょうか。あるいは困ったことなのでしょうか。

いずれにしても、普段から死について考えていないと、いざ自分の死が近い将来やってくるとわかったとき、どうしていいかわからなくなります。

例えば、医者から余命宣告されるような場合です。私は絶対に言わないのですが、今の若い医者は「余命3カ月」とか平気で言います。

こういうときに言う余命は、3カ月、6カ月、1年のいずれかです。決して7カ月とか、1年2カ月とは言いません。

ようするに余命宣告というのはほとんど適当。あてになりません。だから軽々しく言うべきではありませんが、言われた患者さんは、その適当な余命宣告に完全にコントロールされてしまいます。

余命宣告をされなくても、医者から「根治が難しい」と言われたら、死について考えざるをえないでしょう。

そのとき、「最後まであきらめずにがんと闘いたい」といって、抗がん剤を使う患者さんがいる一方、がんと闘うことをやめて、緩和ケアを選択する人がいます。緩和ケアだけを行っても、生活の質を保ち、がんと共存しながら、最期までその人らしく過ごすことは可能です。

けれども、どちらかを選択しなければならない場合、死ぬことを認めたがらない患者さんのほうが多いのは事実です。それは普段から死のことをあまり考えてこなかったからでしょう。

最近の週刊誌を見ると、健康長寿の特集ばかりですが、健康で長生きというのは、ようするに「死なない」ということです。あるいは、自分は死ぬ存在であることを意識していないから、いつまでも長生きできると思っているのではないでしょうか。

　がんに限ると、がんは何も治療しないで放置して死を迎えると、苦しくはありません。2022年に亡くなった近藤誠さんが提唱していたように、がんは放置したほうがよいという考え方があります。

　すべてのがんにおいて、近藤さんが提唱する放置療法がよいとは言えませんが、死ぬ直前まで抗がん剤を使うと、死の間際はすごく苦しむことになります。

　交通事故ではどうなのかわかりませんし、心筋梗塞も普通は胸に激痛が起こります（養老先生の無痛性心筋梗塞はレアケース）。ただ基本的に死は苦しいものではないと私は思っています。

　臨死体験をした人の体験などが書かれた本を読むと、そんなにつらくなかったという人が多いようです。本当に死んだ人の話は聞けませんが、死はつらくないようにプログラムされているのかもしれません。なにしろ、すべての生き物は全員、死んできたわけですから。

なぜ人間は死を恐れるのか？

人間だけが死を恐れるのは、脳を進化させた結果だと私は思っています。ヒトは脳の基本的構造を変えるのではなく、新しい部分を古い脳の構造に「建て増し」するようにして新しい脳を進化させてきました。

約500万年前の人類誕生の時点で、脳の容量は500cc程度でしたが、現代人の脳の平均容量は1400ccに達します。3倍近く拡大したそのほとんどは新しい脳で、人類の歴史は新しい脳の発達の歴史でもありました。

新しい脳は言語を生み出し、農耕を始め、都市をつくり出しました。養老先生が言うところの脳の産物が都市です。すべての人工物はヒトの脳が生み出したもので、都市にあるものはすべて人工物です。

自然は絶えず変化しますが、人工物は基本的に不変です。都市は自然を排除しようとしますが、人工物の象徴である都市をつくりあげた人間の脳も、やはり自然を避けようとします。そのもっとも忌避すべき対象が「死」です。

古い脳しか持たない動物、例えば猫や犬が自分が死ぬことを恐れていないのは、脳が死を恐れるほど発達していないからです。

ところが人間は、脳をどんどん進化させていった結果、自分が死ぬ存在であることを知ってしまいました。

本来、生き物の死は自然に属するものなのに、それを嫌う脳を生み出してしまったため、人間は自分が死ぬことに納得できなくなり、死に恐怖を感じるようになったのです。

多神教だから死を恐れる

自然である身体はいつか死にますが、脳が死を否定する。この苦悩を解消するために人類は宗教を生み出しました。

第4章で一神教の特殊性について述べましたが、現在、世界の人口の半分以上が一神教を信仰しています。

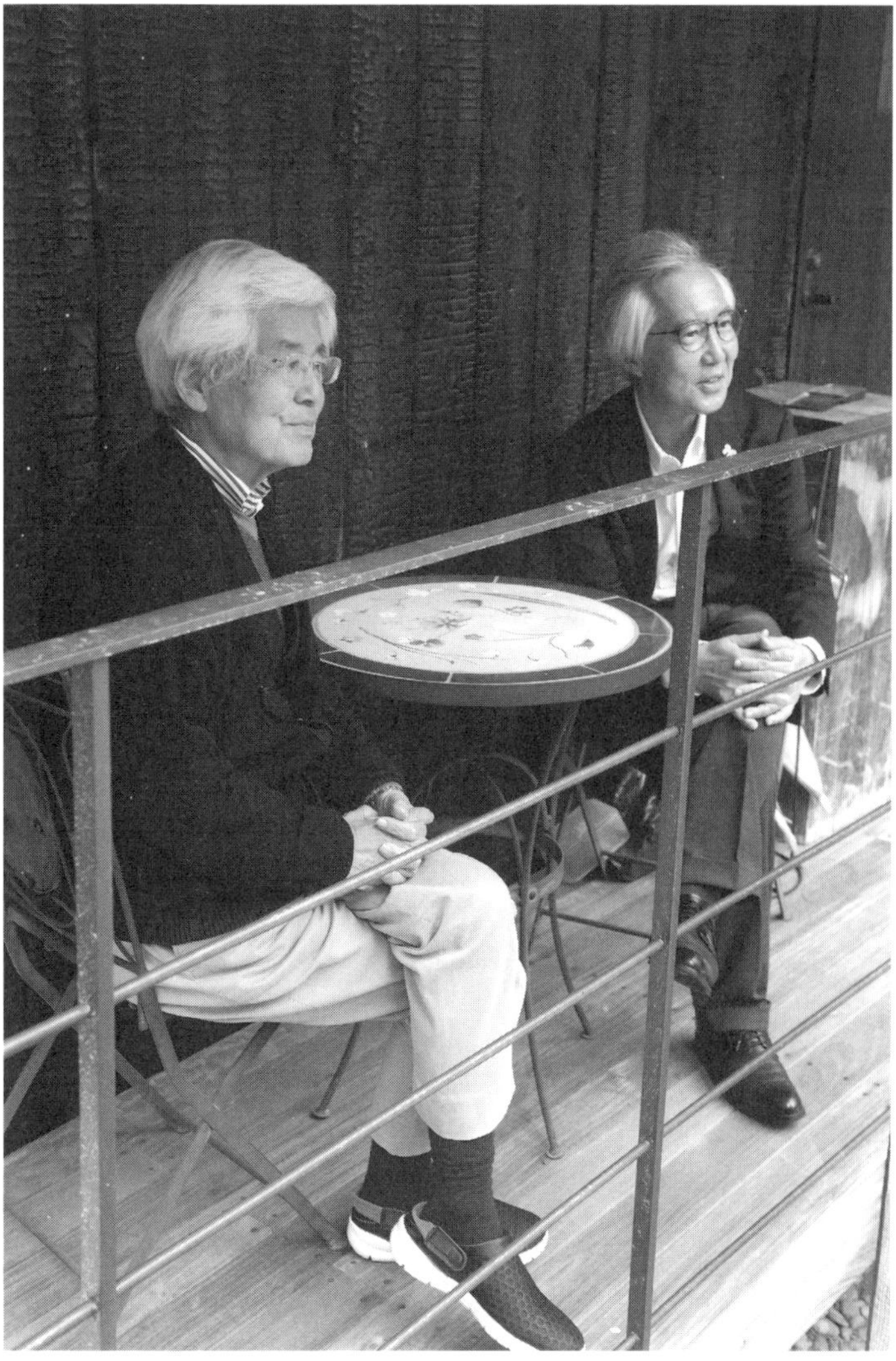

養老先生と中川先生、それぞれ死について思索し語り合った

一神教のなかでも、特にキリスト教とイスラム教は、天国での「永遠の命」の存在を主張していて、それぞれの経典である聖書やコーラン（クルアーン）にもそのことが記されています。聖典に書かれていることが神の教えのすべてで、書かれた言葉が消失したり、改竄《ざん》されることはありません。

その意味で一神教は、言語的かつ都市的な宗教です。言語の抽象化の力を借りると、ライオンや犬は「動物」、リンゴや柳は「植物」に分類されていきます。これを繰り返していくと、最後はピラミッドの最上階に行きつきます。これが一神教を信じている人たちの神です。

これに対して、日本人にとっての神は、第4章で述べた八百万の神々で、言語によって抽象化された唯一神や経典もありません。さらに、もともとヒンズー教の神であった弁財天や大黒天など、他の国の神を取り込むことも平気です。外来宗教である仏教と、日本古来の神々を結びつけた神仏習合などはその最たるものでしょう。そうしてつくられた日本の宗教には永遠の命という概念はありません。

また仏教の開祖である釈迦も、死後の世界については語ってはいません。「極楽浄土」

という言葉がありますが、仏教の伝来からずっと後になってつくられた概念で、それが信じられていたのも、せいぜい平安から鎌倉時代までです。そのため、現代の日本人の多くは「死後の世界」を信じることができなくなってしまったのでしょう。

つまり脳がつくり出した「一神教と死後世界」という死を受け入れるためのカードを、日本人はもともと持っていないのです。そのため日本人は心安らかに死ぬことができなくなったのだと私は考えています。

無批判に延命治療が続けられている日本

日本では高齢者が死にそうになっても、家族はできるだけ延命させたいという考えが主流です。

例えば、口から食事をとれなくなった高齢者に対して行われる胃ろう。胃に小さな穴を開けてチューブを通し、そこから直接栄養を摂取できるようにする栄養補給方法ですが、日本の終末期医療では当たり前のように行われています。

これに対し、欧米では回復の見込みがない終末期医療では、胃ろうが行われることはありません。

宮本顕二・宮本礼子が著した『欧米に寝たきり老人はいない』という本に書かれていますが、スウェーデンなどは、「親の治療を最後まで積極的にしてほしい、と訴える家族は少ない」ということで、それは「親は親の人生、私は私の人生」という「国民性や国のシステムの違いからくる」のだということです。

これに対して、日本を始めアジアの国では、親のめんどうを子どもが見るという考えがまだ強く残っています。子どもが親を敬い支えると説く儒教の影響がまだ残っているからでしょう。

日本でも本人の意思で延命治療を希望しないと伝えることはできるのですが、寝たきりで言葉も話せなくなった高齢者に対し、無批判に延命治療が行われているのが現状です。

前掲書に書かれていますが、「だれでも人生が終わりに近づくと、食欲がなくなります」。老衰で食欲がなくなった場合、そのままにしておけば、安らかに死ぬことができるのに、チューブで栄養補給したり排泄したりする延命治療は果たして患者さんのためになっているのでしょうか。これは私も疑問に思っています。

ヨーロッパ人は人を信じない

日本にいると日本語だけでコミュニケーションできるので、すぐ人を信用してしまうようなところがあります。

以前、ヤマザキマリさんと話したとき、ヨーロッパの人々は人を信じないと言っていました。これは私がスイスに留学したときにも経験しました。

私は1989年から90年にかけてスイスに留学しました。放射線治療が専門だったので、スイスのポール・シェラー研究所（当時、湯川秀樹が存在予言し、後に発見された素粒子、パイ中間子による放射線治療を行っていた）という国立の核物理学研究所に勤務することになりました。

スイスはドイツ語、フランス語、イタリア語、そしてもう1つ、ロマンシュ語という消滅の危機にある言語が公用語になっています。ドイツ語圏とフランス語圏が中心でせめぎあっていますが、経済的にはドイツ語圏、科学や研究のほうはフランス語圏のほうが優勢です。

今でこそスイスは1人あたりのGDPが世界でもトップクラスで、もっとも豊かな国の1つです。しかしもともとは貧しい国で、オペラの『ウィリアム・テル』で描かれているように、ずっと傭兵をやってしのいできた国。歴史的にはすごく苦労しています。

そのせいか、今やお金持ちの国になったのに、スイスの人たちはお金持ちのようにふるまいません。お金があるのに、食べ物はすごく質素。そしてまわりはすべて敵であると思っています。

スイス政府に雇われていることになっているので、私の身元は悪くないはずですが、宿舎はボロボロ。そして外国人に対してとても冷たいのです。

例えば、宿舎には洗濯日というのがあって、2週間に1回、洗濯機を使えるのですが、当時、私は0歳の子どもを連れて行ったので、それではとても間に合いません。もっと使わせてほしいと言ったのですが、聞き入れてもらえませんでした。

しかたがないので、洗濯機を買いました。そして、住民たちは、東洋から来た、この小さい子どものいる一家に対して、ずいぶん冷たい。「何かされるんじゃないか」とか「スパイじゃないか」とか。すごい猜疑心があるように感じました。

家に必ず核シェルターがある

研究所に入所するときも、身体検査があって、肛門に指を入れられたくらいです。とにかく人を信じないのです。

もともと核物理の研究所だから、物理学や工学の博士たちもいます。放射線治療にはそういう学者たちが必要なのです。

昼食を食べに行くときも、医者や博士の肩書きを持っている人以外とは一緒に行くなと言われました。ですから看護師さんと一緒に食事に行ってはいけないわけです。それから、研究室の表札には必ず、医者であっても博士であっても、必ず「ドクター」と書かなければなりません。

スイスで興味深かったのは、家には必ず核シェルターがあることでした。スイスは永世中立国ですが、戦争をしないわけではありません。侵略行為を受けた場合には、武力行使をします。したがって国民皆兵です。日曜日になると河原で実弾演習を行っています。

私が住んでいた宿舎にも、シェルターがありました。当時のソ連が核戦争を起こすかもしれないという前提の元にシェルターをつくったわけです。2022年にロシアとウクライナの戦争が始まり、ロシアが核の使用をほのめかしていますが、ウクライナの家の地下にもシェルターがつくられているはずです。

1986年のチェルノブイリ原発事故から間もない頃だったので、食品に放射線物質が入っているか入っていないかということもずいぶん気にしていました。

日本人は白か黒しか選択がない

スイスでの経験があってから、ヨーロッパと日本ではリスクに対する考え方もずいぶん違うことがわかりました。

日本でシェルターをつくる家はほぼありません。ヨーロッパのように他の国と地続きではありませんが、ミサイルを撃ち込まれれば日本も核の脅威にさらされるのに、国も国民もまったく気にしていません。

その一方で、福島原発事故のときは、被曝による被害をゼロにしようとして住民を移住させたり、コロナも当初は感染者をゼロにしようとしていました。「ウィズ・コロナ」とか言い出したのは、それが不可能とわかってからです。

基本的に日本人の選択には白か黒しかありません。それは比喩としてだけでなく、2つの色がやたら多いのです。日本の家やマンションは白い建物が多いですね。これに対して、ヨーロッパの家はカラフルです。

日本人は死ぬときに白装束を着させられますし、葬式の垂れ幕も白と黒。もしかしたら、昔から白と黒に分ける風習があったのでしょうか。コンピューターも0と1のどちらかしかありませんから、日本人はデジタルとの親和性が高いのかもしれません。

私は白か黒かはっきりしないと気がすまない日本人は、非常に未成熟な感じがするのです。白か黒というのは子どもの発想で、その間にあるグレーでもよしとするのが大人です。

養老先生を見ていると、グレーをうまく使って生きていると思います。医者嫌いと言われている養老先生ですが、病院に絶対に行かないというわけではなく、必要なときは医療をうまく利用して、普段は医療と距離をとる。おそらくグレーを受け入れないと損をすると思っているのでしょう。でもそれが大人というもので、私はそれでよいと思います。

白か黒、生か死しかないと、結局、生にしがみつくことになり、がん患者は抗がん剤でつらい思いをしたり、終末期の高齢者は意味もなく生かされたりします。グレーなら死を覚悟しつつも、最期までその人らしく生きることができるでしょう。

リスクをゼロにすることはできない

日本では災害による死も覚悟しなければなりません。ここでも、自分だけは災害に遭っても死なないと思っている人が多いような気がします。

この国は自然に恵まれていて、普通に生活していれば何とか生きていける国の1つ。よい意味で、のほほんと生きていける国です。

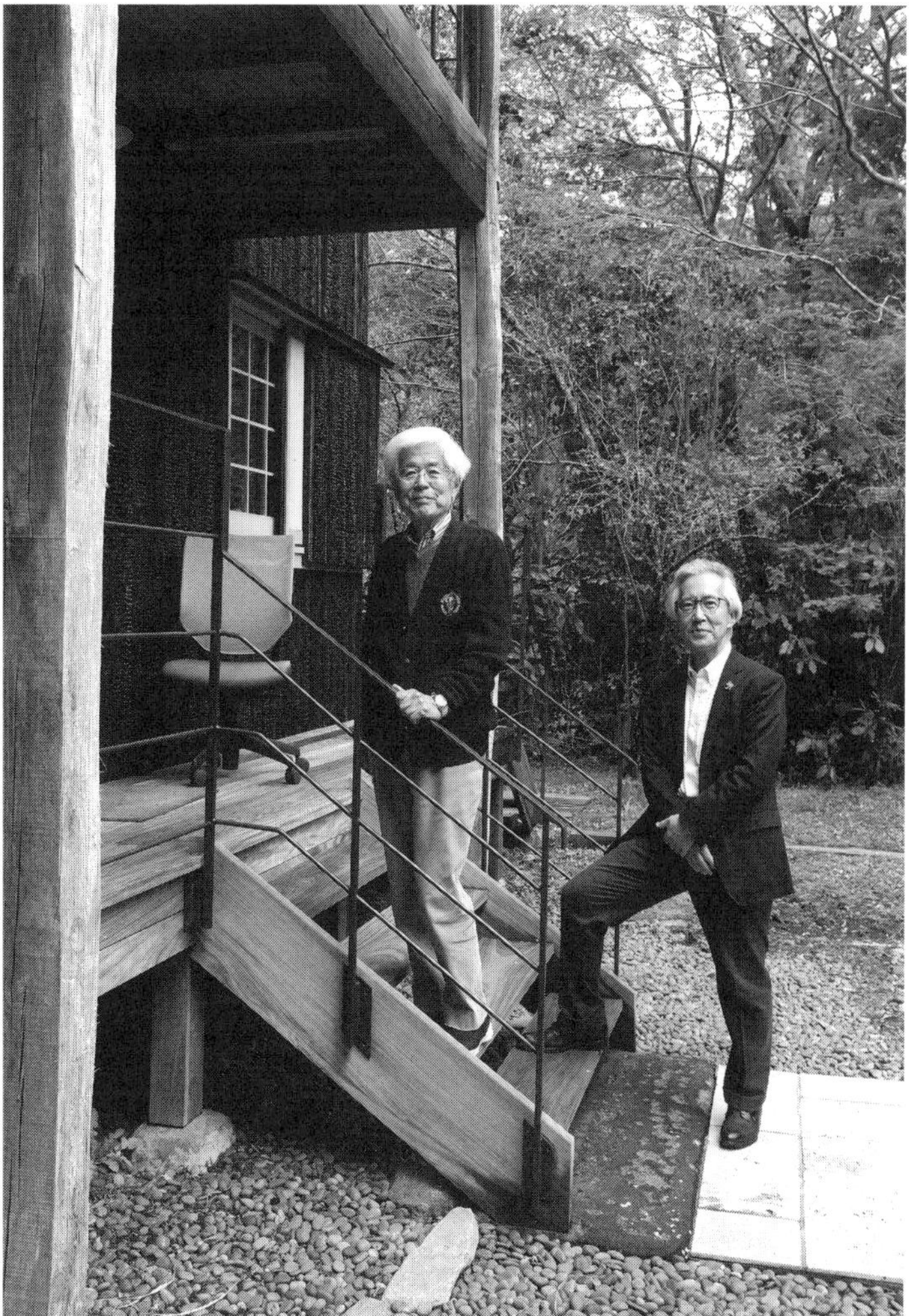

白か黒だけではない。グレーを意識することで養老先生のような大人の生き方ができると中川先生

ただ、自然災害だけは定期的にやってきます。それすらも養老先生が言うところの諸行無常の世界観があるため、すぐに忘れてしまうのかもしれません。

災害を生き延びるためには防災が大事だと言われます。でも人間が対処できないような大災害が起こったときは死ぬしかありません。

東日本大震災の後、私は放射能の影響の調査などで、福島支援にずっと関わってきました。みんな放射能が怖いから、徹底的に避難していましたね。

しかし避難によるストレスやバランスを欠いた食事などで糖尿病を発症したり、健康を害する人もたくさんいました。

福島原発事故では、放射能の直接的な影響で死んだ人は1人もいませんが、避難して死んだ人はたくさんいます。結論から言うと、放射能の影響というのは、当初予想されたほど大きくはなかったということです。

それで私の福島との関わりでは、「世の中にはいろんなリスクがあるから総合的に考えていきましょう」といったことを話してきました。

実際に、被災地も見てきました。福島からちょっと足を延ばして、宮城県にも行ってみました。宮古市に行ったら、東日本大震災と同じ規模の津波が来ても大丈夫なように、14・7メートルの高さの防潮堤がつくられていました。

宮古は港町ですが、防潮堤に隠れて、船が出て行く一角以外はまったく海が見えなくなっていました。

あの規模の津波は、1000年に1度と言われていますが、次に津波が来ても被害に遭わないようにつくっているわけです。でも次の巨大津波は来るか来ないかわかりませんし、また来たとしても、防潮堤が役に立たないかもしれません。

あの防潮堤を見たときに、養老先生の言う「都市」であり、「脳」の産物だと直感しました。とてつもなく巨大で、本当に役に立つのかどうかもわからない。ほとんど脳の暴走という感じがしました。

養老先生は、私たちが生きているうちに、富士山の爆発が起こる可能性があると言っていましたが、本当に大噴火が起こって、溶けた溶岩が流れてきたら、そこから逃げるのは不可能です。

もうあきらめて死ぬしかありません。運がよければ生き延びるし、運が悪ければ死ぬということです。

もちろん、災害は来ないほうがいいに決まっています。それでも運悪く遭遇することもあります。養老先生が行きに搭乗したラオスの小型機が、帰りに墜落したと笑って話していましたが、運が悪かったら養老先生が搭乗したときに墜落していた可能性もあったわけです。

誰でも、そんな不幸は自分の身に降りかかってほしくはありません。でも降りかかることをゼロにするために、莫大なコストを払うというのはどうなのでしょうか。宮古の防潮堤を見るとそんな気がしてならないのです。

第7章

特別鼎談

医療、介護、そして猫を語る

養老流、医療とのつきあい方とは？

養老孟司×中川恵一×阿川佐和子

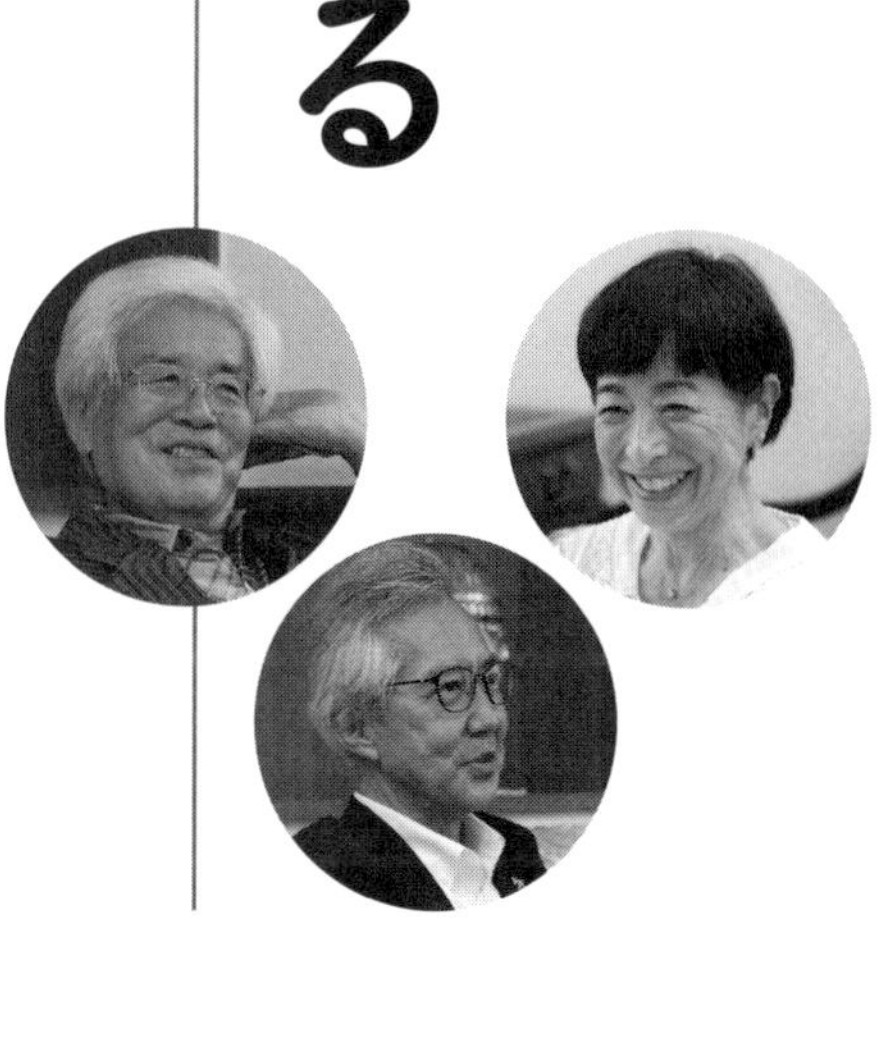

お酒はもはや百薬の長ではないけど飲む飲まないは自分で決めてよい

阿川　今日はよろしくお願いします。さっそくですが、『養老先生、病院へ行く』を拝読させていただきまして、養老先生のご病気のことを詳しく知りました。心臓の血管にステントを入れられたんですね。うちの母も東日本大震災の少し後に心筋梗塞になって、ステントを2つ入れています。その後の治療や食事制限、行動制限とかいろいろあったと思うんですけど。

養老　ほとんど何もしていませんよ。唯一やっているのは、薬を飲むことと、週一回やっている16時間の絶食だけです。

阿川　16時間、何も食べない。

養老　朝遅く食べて、お昼を抜いて、夜早く食べたら、楽々できますよ。

阿川　さびしい。おなか空かないんですか?

養老 空きますけど、もうこの年になると、あんまり空腹感が強くないので。

阿川 血圧の薬とかは飲まれているんですか。

養老 血圧の薬は絶対に飲みません。信用してないんです。血圧を下げることが、よいことなのか、悪いことなのかわからないですね。血圧というのは、体のほうで勝手に調節しているんだから、外からよけいなことをするもんじゃないと思うんです。

阿川 私も高血圧なんですけど、そう言われると急に元気になりますね。

中川 だけど養老先生、血糖値を下げる薬は飲まないといけませんよ。

阿川 薬を飲むのって、けっこうめんどうなんですよねえ。

養老 何しろ毎日9錠。第九条守れですから。

阿川 第九条（笑）。その9錠の薬を飲むことには抵抗ないんですか？

養老 ときどき忘れて、飲まないこともありますよ。

阿川 ステントを入れてから、どのくらいたったんですか？

中川 入院されたのが、2020年6月ですから、2年以上経ちましたね。もう以前の生活に戻られています。タバコも復活されたようですしね。

阿川 タバコをやめていないんですか？

養老　やめていましたよ。なにしろ、病院じゃ吸えないじゃないですか。でも、タバコって、しばらく禁煙してから、また吸い始めるとおいしいんですよ。

阿川　うちの夫もずっとタバコを吸ってたんですけども、「もうやめる、もうやめる」と言って、何回かやめては吸うを繰り返していました。「いつでもやめられることがわかった」というよくわからない理屈を言って吸ってましたね。でも初期の食道がんを患ったこともあり、今は完全にやめていますけど。

中川　食道がんも、タバコでリスクが上がるがんの1つですね。養老先生が入院中、私が一番心配したのは、隠れてタバコを吸われるんじゃないかということでした。東大病院というところは、ものすごく厳しくて、入院患者がタバコを吸ったら強制退院になるんですよ。

阿川　夫は執刀の先生から、「タバコとお酒は生涯やめてください」と言われたので、タバコはさすがにやめたんですね。でも、お酒はチビチビと復活。養老先生、お酒はどのくらい召し上がりますか？

養老　そうですね。60代まではかなり飲んでましたよ。でも、いくら飲んでもあんまり酔っ払わないから、体に合わないんじゃないかな。

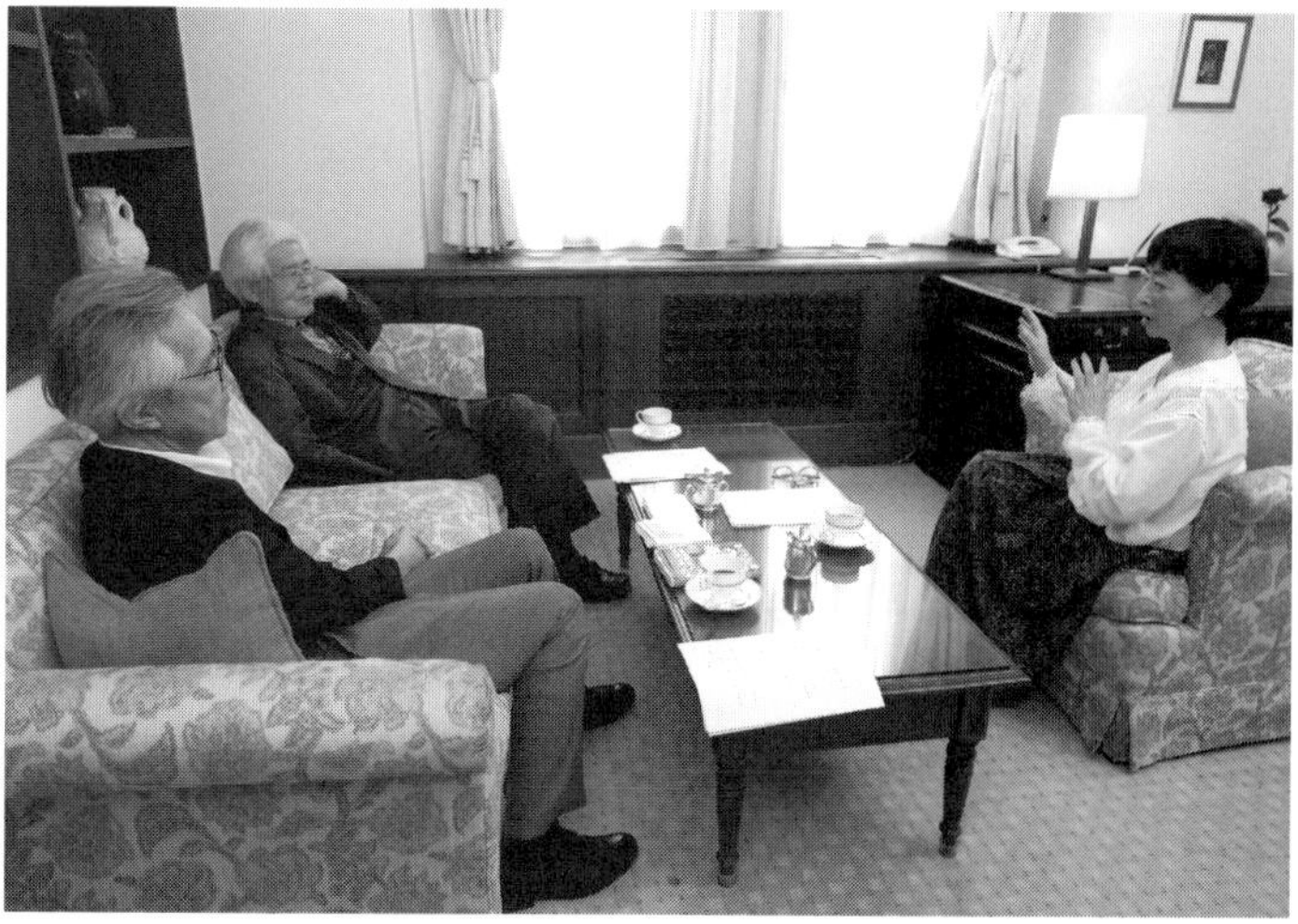

お互い面識のある3人なので和やかな雰囲気の中で会話は弾んだ

阿川 それが体に合わないいってことなんですか？

養老 一緒に飲んでいると怒るやつがいるんです。おまえに酒を飲ませてもつまらないと。だから、酒を飲むのは意味がないというのが結論なんです。

中川 何かの会で、養老先生が2時間くらいかけて、シャンパングラス1杯のワインをチビチビ飲まれていたことがありました。

養老 昔だったら、ワインボトル1本を1時間で飲めちゃったけどね。

阿川 チビチビ飲むのは、正しいお酒飲みの姿ですよね。

養老 僕の知り合いの酒好きを見ると本

当に酒が好きかどうかわかりますね。酒の飲み方が違うんです。本当に愛おしそうにして飲んでますよ。

中川　公衆衛生という分野があるんですが、その分野の学者たちは、体に悪いものにターゲットを定めて、キャンペーンを張って撲滅しようとします（笑）。そのおかげなのか、喫煙率はずいぶん下がったじゃないですか。そこで、次はお酒が目の敵にされている気がします。阿川さんもお酒は飲まれるんでしょう？

阿川　飲みますけど、まあ、ボチボチくらい？　そんなに、お酒が目の敵にされているんですか？　酒は「百薬の長」だったのに。

中川　百薬の長は公衆衛生の学者によって否定されました。というより、公衆衛生の学者がよってたかって分析すると、いくらでも好きな結果がひねり出せちゃうんですよ（笑）。最初から、まったく飲まないのが一番いいという仮説を検証しようと思ったら、そんな研究ができちゃいます。タバコが撲滅された後は、酒ですよ。今は酒が社会の敵になっています。サントリーも大変です（笑）。

阿川　お医者様にもお酒が好きな人が多いじゃないですか。また、夫の話になるけど、1人の先生はあんまりお酒を飲まない人らしく、その先生からは生涯飲まないでくださいと言われたんです。でも、その先生に紹介状を書いてくださった親しいお医者さんはワインが大好きなんです。「まあ、少しくらいはいいんじゃない」って。お医者様によって意見がまったく違いますね。

中川 どっちでもいいんです。私も毎日飲んでいますが、まったく気にしていません。本にも書いているように、私は2018年12月18日に、膀胱がんの内視鏡手術をしたんですが、年が明けた2019年1月2日には、もう飲み始めていましたから。

養老 僕が一番酒を飲んでいたのは、東大にいた頃です。僕は東大にはあまり仲間がいなかったんだけど、赤門の前にあったバーに来る先生方とはわりと気が合ったんで、よくその店で飲んでいました。今は食事に誘われたときに少し飲むくらいですね。

がんは年単位の余命があるから好きなことをしてから死ねる

阿川 中川先生とは、2008年、BS11の『大人の自由時間「第②ニッポン国・独立宣言」』という番組でお会いしましたね。私がバーのママという設定で、中川先生とミュージシャンの井上堯之さんがゲストでした。そのとき井上さんはがんを患っていて、「ぼくはがんになってうれしい」とおっしゃったんです。普通、がんになったら悲しいと思うでしょうに、理由を尋ねたら、死ぬまでにいろんなことを整理できるとおっしゃった。最近はいろんな人が、死ぬならがんがいいと言うようですけど、私にとって初めてそういう発言を聞いたのが井上さんだったんです。もう亡くなられましたが。

中川 私もどちらかというとそういう考え方ですね。本にも書いていたように、膀胱がんの経験がありますから、ますますその気持ちは揺らがない。

養老 「がん放置療法」の近藤誠さんも死ぬならがんがいいと言っていたけど、心臓病による突然死（２０２２年8月13日死去）でしたね。

中川 近藤誠さんは虚血性心不全と報道されていましたから、おそらく心筋梗塞ですよね。私のまわりにも、心筋梗塞で突然死する人がけっこういます。それに比べると、がんは、死ぬまでに年単位の時間があります。

阿川 中川先生は、治らないがんと宣告されたら、何をなさるんですか？

中川 いろいろなものを整理しないと。誰でも人様に見せられないようなものを持っているでしょう。とくにコンピューターの中とかにあるんじゃないですか？

阿川 養老先生もあるんですか？

養老 そんなものありませんよ。もう年寄りですから。

阿川 後ろめたさを整理したい？

中川 それだけではなくて、やっておきたいことがあるでしょう。今までボトル1本3000円くらいのワインを飲んでいるんだったら、どのくらい生きられるかにもよりますが、1本3万円ぐらいのワインにするかもしれません。あるいは、旅行に行くとしたら、熱海ではなくモナコにするかもしれません。治らないがんだと分かったら、そういうことを考えるんじゃないですかね。

阿川 私は東日本大震災の直後、親しい友だちがよくごはんを食べに来ていたんです。で、また震災が起こるかもしれないし、将来どうなるかわからないという話になって。私の家に小さいワインセラーがあるんですけど、「サワちゃん、もうこの際だから1番いいワインを飲もうよ」とその友人が言うんです。それで、「1番いいワインかあ……2番目にしてくれない」（笑）と言って、開けて飲みました（笑）。

中川 治らないがんだと言われたら、1番いいワインを開けるんじゃないですか？

阿川　私のちょっと年上の女性で、初めて会ったときに、骨髄腫で余命2カ月だと告白されたんです。私はどう答えればよいのかと戸惑っていたら、本人は「あなたと一緒にゴルフしたいからがんばるわ」と言って、抗がん剤とかいろんな治療もして、結果的に私がお会いしてから、5年生きました。

中川　医者は軽々しく余命とか言うんですよ。よくない癖ですね。

養老　医者は占い師の一種だからね。

阿川　彼女は抗がん剤と抗がん剤の間は安静にしているようにと、お医者様に言われていたんですけど、「次の抗がん剤まで待つなんてバカバカしい」とか言って、ハワイに行ったり、ゴルフに行ったり、好きほうだいに過ごしていました。そしたら、看護師長さんから、「大きな声では言えないですけど、お医者様の言うことを聞いてない人のほうがみんな長生きしています」と言われたんだそうです。

養老　統計があるじゃないですか。医者にかかるグループとかからないグループに分けて調べると、かからないほうが死ぬ人の数は少ないみたいですね。

中川　それも近藤誠さんの本でいくつか引用されていましたよね。近藤さんと私は考え方が一緒ではないけれども、個人がどういう医療を望むかということには答えるよ

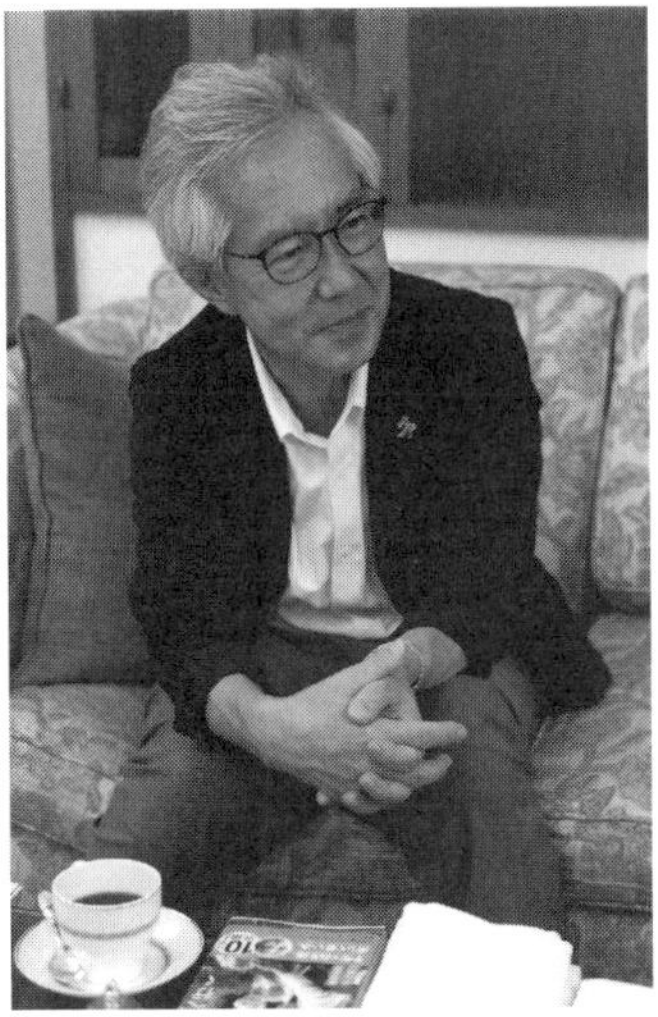

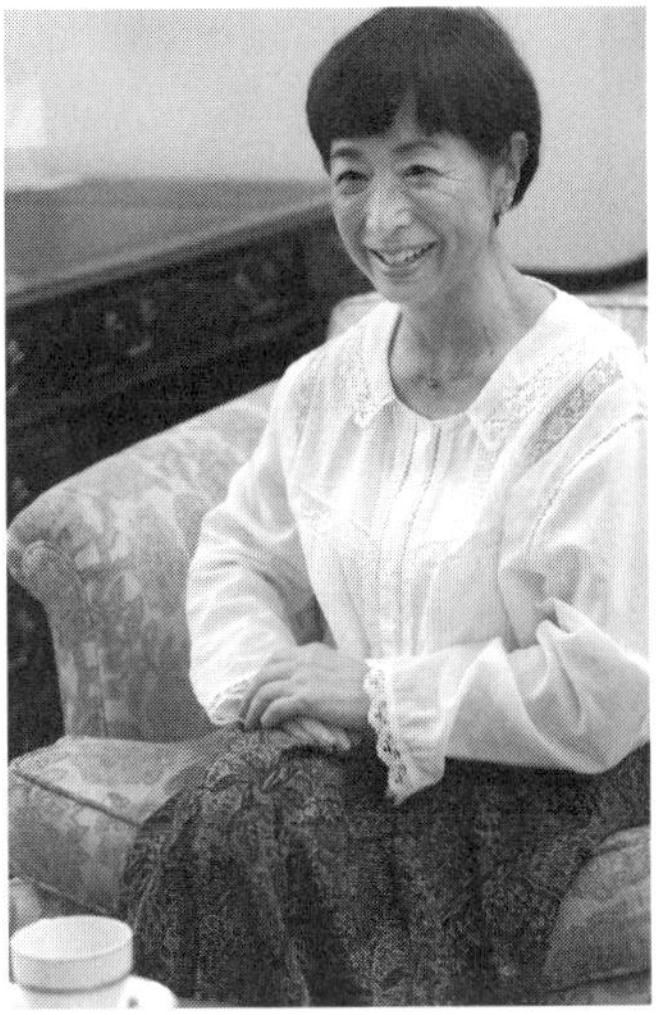

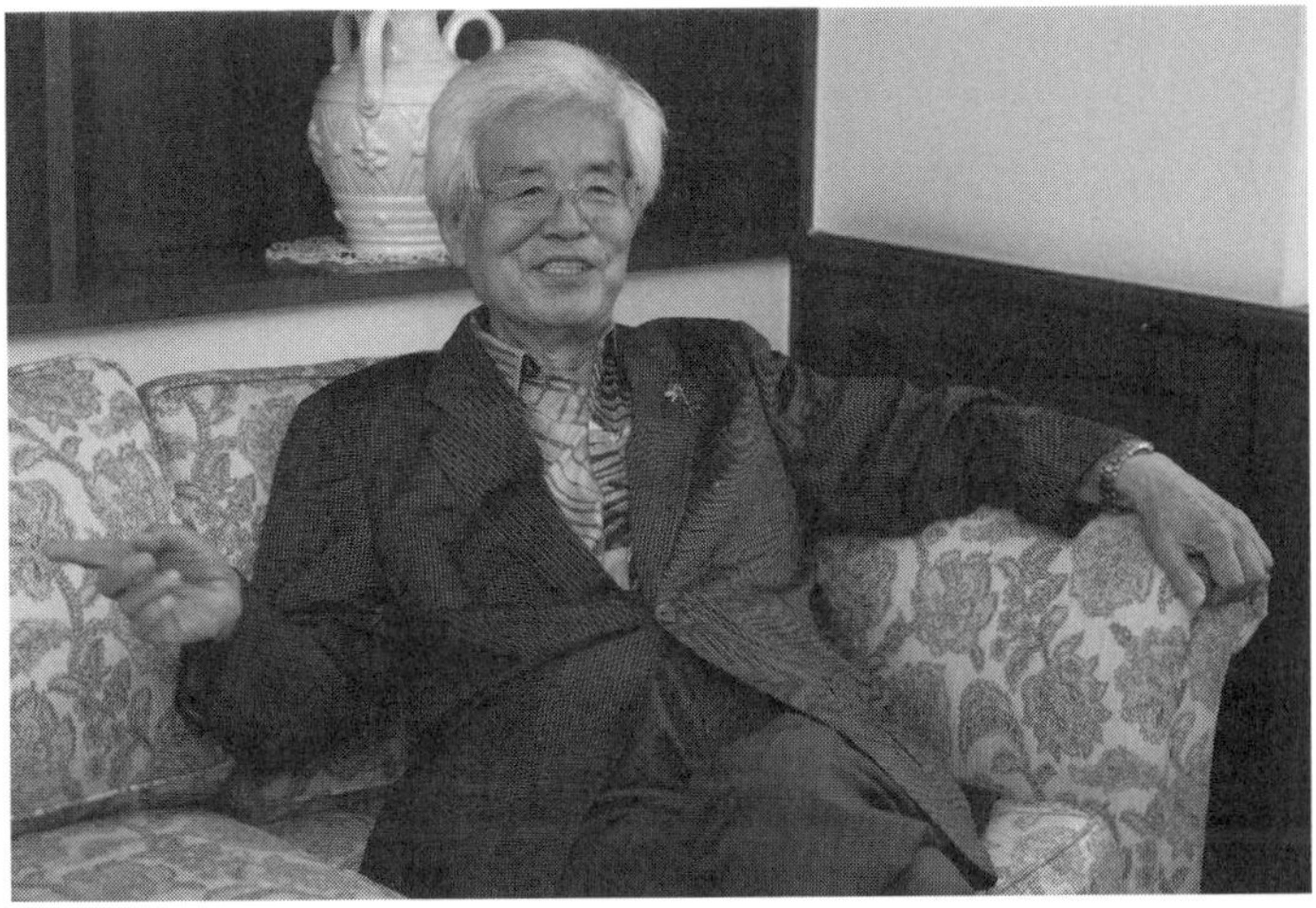

治る見込みのないがんになったときどうするのか？　それぞれの意見が交わされたが、養老先生はやはり何もしない

うにしています。

胃がんの原因といわれるピロリ菌。除菌してどうなるのかは未知数

阿川　がんの家系ってよく言いますけど、それは本当にあるんですか？

中川　がんの原因の中で遺伝は5％ぐらいです。意外に大きいのは感染症で、肝臓がんや子宮頸がんはウイルス感染。子宮頸がんはほぼ100％、HPV（ヒトパピローマウイルス）の感染です。セックスでうつるんですね。

阿川　がんってうつるんですか？

中川　それは、がんがうつるんじゃなくて、セックスによって、男性から女性の子宮頸部にがんの原因であるウイルスがうつる。それがわずかな確率ですが、がんにつながってくるんです。胃がんの原因も95％ぐらいはピロリ菌の感染です。養老先生もピロリ菌が陽性だったんですよ。

阿川　養老先生の胃の中にピロリ菌がいた？

養老 しっかり大事にしているんだ。絶滅するといけないからね。

阿川 ピロリ菌は誰もが持っているものじゃないんですか？

中川 もともと人類はピロリ菌の感染率が100％だったんですね。だいたい5～6歳くらいまでにうつるんです。お母さんからの食べ物の口うつしとか、井戸水から感染すると言われています。養老先生の年代だと8割の感染率。養老先生の年代の方が100人いたら、80人が陽性ということになります。

阿川 そのピロリ菌が悪さをする可能性が高いということですか？

中川 そうなんです。

養老 ぼくはいいことするんじゃないかと思っています。

阿川 ピロリ菌にいいとこあるんですか？

中川 実は、それもあるんですよ。ピロリ菌が胃酸の分泌をコントロールして、逆流性食道炎を抑えるとか。でもピロリ菌の感染率はだんだん減ってきて、佐賀県で中学校3年生を全員をチェックしたら、5％の陽性率でした。

阿川 えっ？　どういうこと？　ピロリ菌がぜんぜんないというのは、抵抗力の低下につながらないんですか？　新生児室みたいな環境で育った子どもが増えると、コロナにもすぐ感染しちゃうとか。ほどよい「不良」は体の中に持っていたほうがよいという考え方はないいんですか？

中川　それはあると思います。あまりにクリーンにしすぎていると、免疫が鍛えられない。だから田舎の子と都会の子とを比べると、アトピーとかは都会の子のほうが多いんですよ。

ピロリ菌は除菌治療というのがあって、抗生物質で菌を殺すんですけど、そうすると逆流性食道炎になるリスクはあるけど、胃がんのリスクが下がります。東大病院の消化器内科の先生たちは、養老先生に除菌を勧めているんですけど、養老先生は84歳（2022年9月9日現在）なので、80年くらいピロリ菌がいたことになります。今のところ胃がんにもなっていないので、除菌する意味があるのかという気もします。

養老　ピロリ菌の除菌は絶対にしませんよ。

中川　もともと全員が持っていたものを、強引になくしてしまうと、どういうことが起こるのかはわかりません。除菌できるようになったのは、最近のことなので。

阿川　除菌するとその後どうなるのか、そのエビデンスがないということ？

中川　長期的にはそうです。ただ除菌すると胃が荒れがちになるのは確かです。

養老 ピロリ菌を消して、胃がんになる確率が減っても僕には意味がない。いったい何で死んだらいいんだろうかと考えてしまいますよ。

中川 そうですよ。だって、たった1個のがん細胞が、1㎝の大きさに成長するのに10～20年かかるわけですから、遠い先の話なんですね。

阿川 じゃあ寿命と勘案して、がんとも仲良くつきあったほうがいい？

養老 それはそうです。

中川 養老先生の場合も、今後がんが見つかっても、治療しないという選択は十分にありますね。

具合が悪いときは1週間様子を見ると医者に行くべきかどうかがわかる

阿川 中川先生の『医者にがんと言われたら最初に読む本』にも書かれていらっしゃいましたけど、がんになった若い女性が、抗がん剤を打ったらどれくらい生きるんですか？ 放っておいたらどれくらい持つんですか？ と質問したのに対して中川さんが説明なさったら、だったら抗がん剤をやめて楽しく旅をして、おいしいものを食べて死にますと答えたと。勇気のある人だと思うけど、ようやくそういう選択ができる時代になってきたのかしら？

中川　それはそうだと思いますが、むしろ医者の裁量権というのは、昔よりもどんどん狭くなっているような気がします。ガイドラインというものが、昔に比べるとはるかに力を持っているんですね。ガイドラインの根拠となっているのは数字です。個性や人格的な要素はまったくありません。

阿川　お医者さんとしても、ガイドラインから外れたことをするには勇気がいる？

中川　勇気がいります。近藤誠さんもそうでしたが、ガイドライン的なものを否定するというのは勇気があると思います。例えば、標準治療という言葉があって。それから逸脱するというのは、簡単にいうと「悪いこと」になっちゃう。医者にとっては、標準治療から外れるのは悪いことなんですね。

阿川　養老先生がなぜ病院嫌い、医者嫌いなのかというと、一度そこに入ったら、医療というシステムの中に巻き込まれてしまうのが嫌だからでしたね。つまり医者からこういうときはこうしなさい、ああしなさいと言われるのが煩わしい？

養老 いや、それをいちいち考えていてもしかたがない。病院に行くことになったら、僕は完全に医者にまかせる。

阿川 そこは突然まかせちゃうんですか？

養老 そうです。

中川 養老先生は、本当に苦しいとき、今困っているというときに、医療を利用されたわけですが。

養老 「これじゃ放っておいてもよくならねえよ」っていう感覚が大事なんです。

阿川 放っておいてもよくならないというのが、感覚でわかる？

養老 わかります。だって僕は医学生時代に習っているんです。「1週間具合が悪かったら、医者に行け」と。

阿川 1週間待って、手遅れということにはならないんですか？

養老 そんなことは考えません。手遅れだったら、しょうがないですよね。その場合は、運がなかったわけです。

阿川 例えば、私が風邪ぎみだなと思ったときに、お医者さんに行くのが面倒くさいなと思ったときは、どうすればよいでしょう。休みづらい仕事もありますしね。

養老　阿川さんも、1週間様子を見ればよいと思いますよ。

阿川　もっと早く病院に行けばよかったとは思うことないですか？　早く抗生物質を飲めば楽だったのかもしれないとか。

養老　ないですね。それは早く生まれればよかったとか、早く結婚すればよかったとか、そういう話と同じです。

阿川　それを私に言われちゃうとなあ（笑）。そういう選択と同じですか？

養老　そうだと思います。本当に僕はそう習ったんです。外科の講義で習った。1週間様子を見なさい。そうすると、必ず変わるって言うんです。よくなるか、悪くなるか、どちらかに。

中川　その先生の経験ですね。昔の医療はそれでよかった。でも今のガイドラインにはそんなことは載っていません。

阿川　養老先生の「1週間様子を見ろ」。これは夫婦喧嘩でも使えそう。とりあえず、距離を置いて1週間様子を見る。

中川　もしかしたら、1週間様子を見るはなかなかいい考えかもしれませんね。今の医療は白か黒になっちゃっているんです。ガイドラインに合っているのが白で、そこ

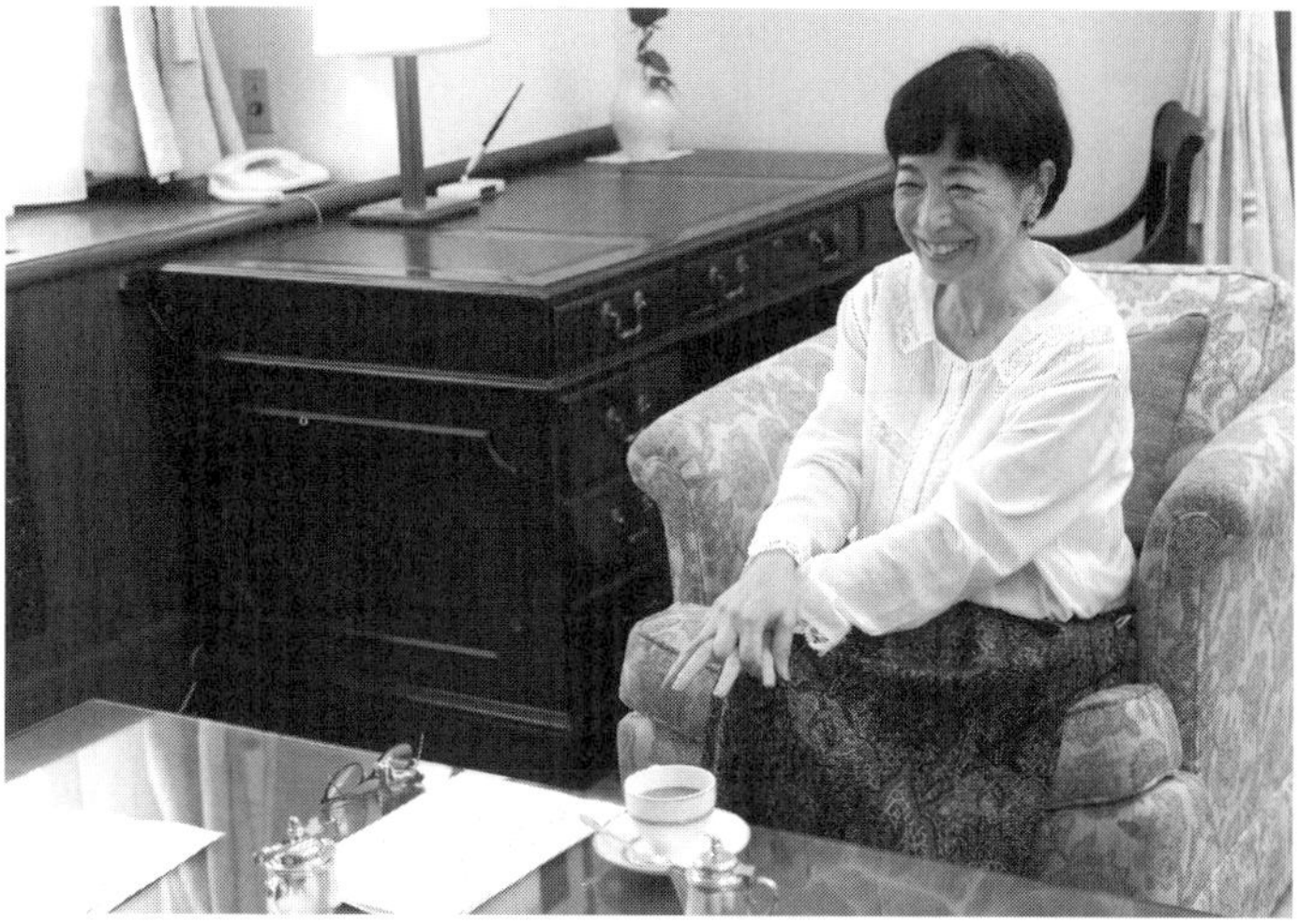

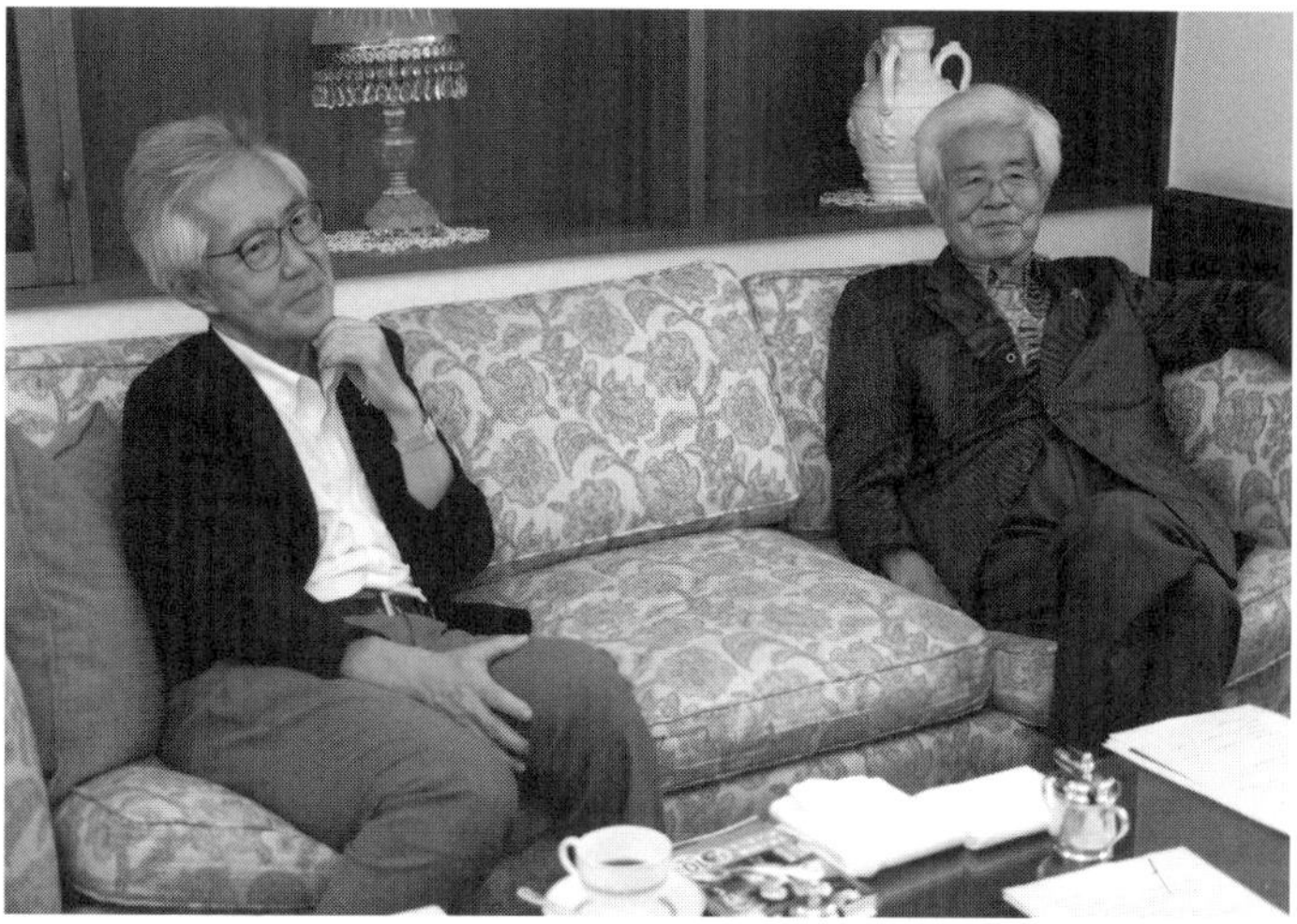

養老先生の「1週間様子を見る」という発想に思わず笑顔を見せる阿川さん。中川先生は養老先生を汚れてグレーになった野良猫と表現

から外れるのが黒。でも、白と黒の間にはグレーがあるに決まっています。だけど今の医学界がグレーを認めたがらなくなっているのは確かです。

養老先生は入院しているときは白でした。タバコは吸わないし、看護師の言うこともちゃんと聞きました。ところが、体が楽になってくると、だんだんグレーになっていくんです。もともと白猫だったのが、だんだん汚れていって、灰色の猫になっていく。養老先生が入院したときのことを、野良猫から家猫になったと書いていましたが、退院してまた野良猫に戻っていった。そのほうが養老先生としては幸せなんですよ。

阿川　中川先生のような医療の専門家が近くにいるかどうかというのも、運、不運がありますね。一度、腎盂炎で入院したことがあって、その先生を責めているわけではありませんが、退院後の検査で「完全に数値はよくなっていますから、完治しました」と言われたんです。でも私は体の具合が悪いんですよ。腎臓の数値はいいかもしれないけど、どうにも体調が悪いので、そのことを先生に言ったら、やっぱり「数値的にはぜんぜん問題ないですから」と返されたんです。

中川　それは、現代医療の典型ですね。腎臓の専門医は、数値が正常になったらそれでいいんです。患者さんの体調が悪くても、それは数字に出てこないですから。そもそも今の医者は患者の訴えに関心を持たない。それはその訴えを数値化できないからです。元気なときは100だけど、今の体調は63みたいな数値はありません。

阿川 医療が専門化しすぎたことに問題はないんですか？ 専門化したそれぞれのお医者様は優秀になったけど、患者の個体を診ないというか、ある治療法を勧めるにしても、このおじいちゃんは痛みに敏感なんだよとか。このおじいちゃんはあまり痛みを感じない人だから大丈夫とか、そういうことは考慮されないわけですね。

中川 本当は今の医療に、それが必要なんですけどね。

養老 最近、コロナのワクチンが問題になっているよね。僕は今のところコロナにはかかっていません。

中川 それは、ワクチンのおかげです。

養老 じゃあ、コロナにかかったとします。重症化しなかったら、ワクチンのおかげだと言われます。重症化したら、基礎疾患があったからだと言われます。コロナにかかって死んじゃったら、死因は合併症だと言われるわけです。こういう理屈を僕はまったく信用していません。

中川 でも養老先生は、ワクチンを4回打たれていますよね。

養老　いや3回です。

中川　4回目はどうされますか？

養老　やめました。

阿川　やめた理由は何ですか？

養老　3回打っても副反応が何にもなかったから、そろそろ危ねえなと思ってやめました。めちゃくちゃな統計ですけどね。

中川　ぼくは39℃の熱が出ましたよ。4回打ちましたけど、ほぼ毎回。

阿川　敏感君と鈍感君ってことですね。

足りない栄養があれば体が要求する。「体の声」を聞く力が劣化した現代人

中川　臓器移植について、養老先生は？

養老　反対です。

中川　阿川さん、養老先生は白内障の手術をして目のレンズを入れ替えたんです。

阿川　あれは臓器移植に入るんですか？

中川　ちょっと臓器移植っぽい感じがします。

阿川　人工のレンズを入れるんでしょ。でもそれはよかったんですよね。ソファーに寝っ転がって、メガネなしで本が読めるのが幸せとか書いていらっしゃいましたね。

養老　それはありますけど、元の状態をもう覚えていないから、どのくらい見えるようになったのかは、比較のしようがないですね。

阿川　112歳まで生きて、去年亡くなった伯母が、80歳ぐらいのときに、白内障だって言われたんです。父が「義姉さん、白内障の手術をしたほうがいいよ。簡単だから」と言って手術を勧めて、「めんどうくさいわ」と言いながらも手術したんです。「どうだ。よく見えるようになって幸せになっただろう」と、義姉に向かって父が言ったら、「いやあ、こんなにシワがあるとは思わなかった」（笑）。

養老先生のように融通無碍《げ》で、これは感覚的に受け入れてよい科学、これは断固不要、というふうに判断するのは、ご自身が強いからでしょうか。今はクレーマーも多い時代ですけど、お医者様のおっしゃることは信頼しているから仰せに従います、とはならない？

養老　信頼しなくても、仰せに従ってはいますよ。

阿川　お医者様を信頼していないということ？

中川　養老先生は、そうでもないじゃないですか。

養老　「信頼」と「従う」は別ですから。

阿川　別ですか？　でも従ったほうがいいという判断はご自分でなさるんですよね。それは感覚じゃないんですね。

養老　違います。しかたがないからです。

中川　それは、養老先生がよく言う「体の声」的なところがあると思うんですよ。

阿川　そうか。これは体が「中川先生に診てもらう必要があるぞ」と感覚的にわかるわけですね。例えば、なんとなく疲れているときに「今は野菜が欲しいわ」という感覚。そういうのは誰にでもあるものでしょうか？

養老　ありますね。きっと誰にでも。

阿川　「今はお肉が食べたい」とか、「今日はお酒はやめておこう」とか。そういう感覚ならわかります。

養老　僕が高校ぐらいのときに、先生から聞いた話があって。戦後のひどい食糧難で、死にそうになったやつがいて、リンゴが食いたいといって死んだんだって。死因は壊血病だった。ビタミンC欠乏症ですね。

阿川 へえー？ ただ、リンゴが好きということじゃない。

養老 そいつは心の底から「リンゴが食いたい」と思ったんだ。体が要求したんだね。

阿川 現代は医療だけでなく、世の中ぜんぶがガイドライン化していますよね。役人が書いた原稿を政治家がそのとおりに読むという時代だから。そうなってくると、養老先生の言う体の声を聞く感覚が鈍化しているというのはあるんでしょうか？

中川 それはあると思いますね。われわれも生物としては猫と一緒ですけど、脳のほうでガイドライン側に関心がいってしまうんです。

阿川 脳のほうでガイドライン側に行ってしまう？

養老 だって身体的な感覚じゃガイドラインは理解できない。

中川 昔はガイドラインなんかなかったから、体の声的なものを優先するしかなかった。ぼくはガイドラインを完全に否定するものではないですし、確かにそれによって100年前なら生きていなかった人が生きているといった恩恵をあずかってきました。でもそれでは、さっき言ったように、ガイドラインが白で、それ以外が黒みたいになっていきます。阿川さんを診た腎臓内科の先生はどうか知らないけど、今の医者はコンピューターしか見ていません。患者さんを見るどころか、聴診器を使ったり、体に触れるとかもしません。養老先生もおそらくぜんぜんされていないのでは？

養老　東大病院の循環器内科はちゃんと聴診器を使っていますよ。

中川　それはよかった。でもそれは養老先生だからでは？

養老　そうかもしれないね。

中川　ですから、患者さんからは不調があれば、言ってもらったほうがいいんですよ。患者さんの体調がよいのかどうかは、医者はわからないですから。私が膀胱がんの手術をした後に、痛みで苦しんでいたんですが、痛み止めの薬も出してくれなかった。だから、自分から看護師に薬を出してくれと頼んだんですよ。この薬を出してくれとまで言いました。でも普通の患者さんはそれを言わないで、みんながまんしている。

阿川　それは中川先生なら言えるでしょうけど。私のようなシロウトにはできないですよ（笑）。

中川　もっとギャーギャー言っていいんです。医者にしたら、別にめんどうでもなんでもないんです。「ああ、わかりました」という感じですよ。とにかく言わなきゃわからない。

苦しそうなので手当の必要があったがまるを病院に連れていったのは後悔

中川 まるが亡くなって、2年近くなりますが、もう猫は飼わないんですか?

養老 ちょっとめんどうくさいんだよね。娘が2匹飼っていて、この間、マンションをリフォームするというので、うちに2匹来たんですよ。猫だけならいいんですけど、飼い主まで付いてきた(笑)。

阿川 新たに子猫を飼おうとか思わない?

養老 女房がもともとあんまり猫を好きじゃないから。まるは例外だね。

阿川 実は、うちの父が猫嫌いで、庭を野良猫が通ると、ガラス戸をバーンと叩いて、「シッ、シッ。三味線にするぞ!」と言ってたぐらい。それを小さい頃から見ていたから、猫を飼ったことがないし、友だちが飼っているのを見て、かわいいなとは思うけど、うちには縁のない動物だと思っていたんです。お2人とも猫が大好きのようですが、私とでは猫の話は発展しないかも。

中川　野良猫が減りましたよね。

養老　減りましたよ。

阿川　そうなんですか？

中川　猫に関心がないから減ったのがわからないのかもしれません。本当に減ったんです。保護猫活動の成果なのかもしれませんが。

阿川　赤坂のＴＢＳ裏に、通称ねこ坂というのがあって、『筑紫哲也 ＮＥＷＳ23』に出ていた頃なので、もう30年以上前のことですが、ねこ坂には山のように猫がいましたよ。

深夜の番組だったので、帰ってくると街も当時住んでいたアパートも寝静まっているでしょ。するとたぶん野良猫なんだけど、「ニャア」と鳴きながら私にまとわりついてきたんです。私はなつかれるのがうれしくて、「ただいま。待っててくれたの？」と言って、アパートの階段を上ろうとしたとき、間違えてシッポをふんじゃったんです。猫は「ギャア」と叫んで、いなくなったんですけど、翌朝起きたら、ひどい臭いがしたので、何だろうなと思って玄関を開けたら、猫のウンチが玄関の前にあったたんです。私は猫に復讐されたと思いましたね。

養老 それはどうかな？

中川 先生はまるの写真を見て、涙したりしますか？

養老 しないよ。

阿川 息を引きとったときも、落ち込んだりは？

養老 ぜんぜんないね。

阿川 18歳で亡くなったと書いてありましたが、ものすごい長寿じゃないですか？

中川 飼い猫ですからね。野良猫はそんなに生きない。野良猫の平均寿命は5歳ぐらいですね。飼い猫の寿命は12～18年と言われていますから、確かに長寿ではありました。でも心臓が悪かった。

阿川 亡くなる前に、心臓が悪いことがわかっていたんですか？

養老 わかっていました。拘束性心筋症からくる心不全です。

阿川 お医者さんにかかっていたんですか？

養老 そうです。

阿川 獣医さんの病院へね。猫はお医者さんに連れて行くんですね。

養老　それは、ちょっと後悔している。やめればよかったかなと思ったり。

中川　それで、胸にたまった水を2日に1ぺん抜いていたんです。ご自身は病院にはめったに行かないのに。自分の信念と猫に対する行動に一貫性がないような気がするんですけど。

養老　そうとも言えないでしょう。別に猫は僕じゃないですから。

阿川　他の家族には病院へ行けとおっしゃるんですか？　養老先生の奥様やお嬢様が具合が悪くなったときはどうしますか？

養老　本人の意思にまかせます。僕からは何も言いません。なにせ僕がアドバイスしても、1週間待てですからね。

阿川　猫は1週間待ったんですか？

養老　猫は腹水や胸水がたまっていて、間違いなく苦しそうでしたから、とりあえず、手当ての必要があると思いました。治らないことはわかっていましたけど。

阿川　痛みをとるために？

中川　水を抜くんです。むくんでいましたからね。人間の場合は、腕はむくまないんですね。重力があるから、足だけむくむんです。

養老 猫だと、前足もむくむわけです。シッポもむくんでました。苦しそうですから、その程度の対症療法はいいんじゃないですか。やってあげたほうが。

阿川 猫は死期を感じると、スッといなくなるって言いますが？

養老 確かにいなくなりますよ。

阿川 そういうのは、あこがれますね。でもそれは飼い猫には許されないことになるわけですか？

中川 ICチップを埋め込まれたりしてね。「猫権侵害」なんじゃないですかね。自由に生きるっていうのが猫の美しさですから。

阿川 いなくなったら大騒動になるのでICチップをつけるなんて、ケアする側の都合でしょう。猫は探してほしくないだろうに。それを考えたら、認知症患者が徘徊し始めて、事件になって、それは大変だけど。もう間もなく、高齢者はみんな足にGPSをつけたり、ICチップを埋め込まれるかもしれませんね。

中川 阿川さんのお母様は、アルツハイマー病だったそうで、介護が大変だったと思いますが？

阿川 さっきのガイドラインもそうですけど、私は介護保険のおかげで本当に助かったんです。手すりをつけてもらったり、ベッドを貸してもらったり。しかも安価に。本当にありがたい国の政策だと思いますが、これは明らかに「分類」だと思いました。

その分類に必ずしも個々が合っているかどうかがアヤシイ。要介護5でも元気な人がいるし、要介護2でも1人で生活するのが難しい人もいます。もうこれ以上、庭のある木造の家に住むのは難しいから、小さなマンションに移りましょうと言われても、本人は嫌かもしれません。でも介護する側は楽になるんです。それは、猫にＩＣチップを埋め込むのと同じことのような気がします。

養老 まるも亡くなる少し前に1回いなくなったんです。

阿川 いなくなって、どうなさったんですか？

養老 探し回って見つけたんですよ。でもそれはまるに対して、よくなかったのかなとも思って、今は反省しています。まるは自分ではわかっているんですよ。

阿川 それは本能として死に場所を探しに行ってたということですか？

養老 それは人間流の解釈ですから、どうですかね。そもそも猫は自分が死ぬっていうことがわかっていないと思います。

阿川 真相はまるに聞いてみないとわからない。養老先生は、覚悟していたというか、

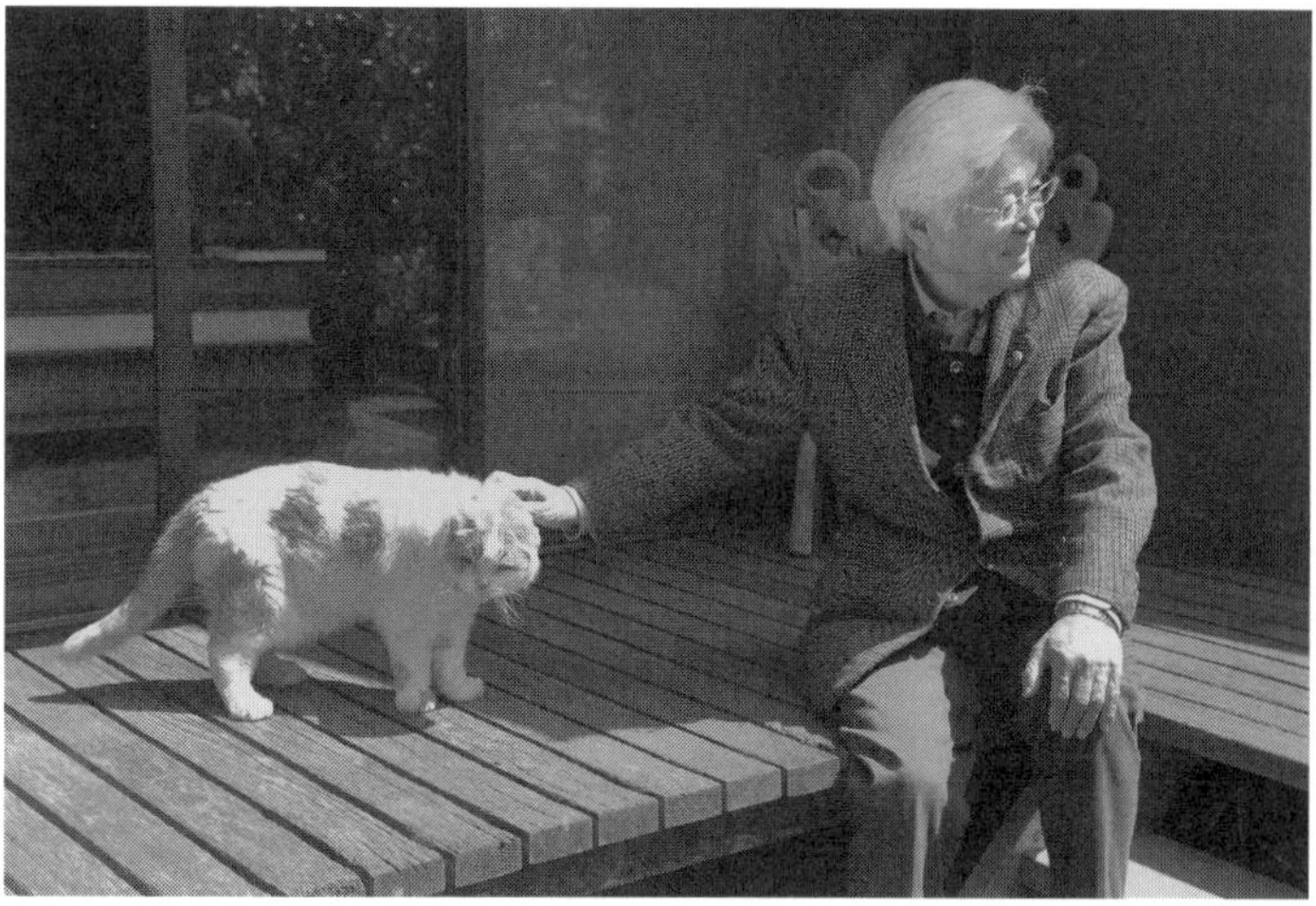
ありし日のまると養老先生。全国的に有名になった養老先生の愛猫

そんなに感情的にはならなかったとおっしゃるけど、今、これだけペットブームになっていると、あらゆる愛情が家族よりも、ペットに注がれているような気がします。

中川 私のまわりにも多いですよ。ペットロスを20年くらい引きずっているような人います。

阿川 これも聞いた話なんですけども、犬が病気になって、病院に連れていったら、手術に20万円かかるとか言われたんですって。それに夫が「手術は考え直したほうがいいんじゃないか？」と言ったら、奥さんに「あなた、あの子を家族と思っていないの？」と怒られて離婚になったという話があったそうです。確かに、ペットの医療はお金がかかりますよね。

中川　かかります。ペット保険もあるけど、年齢制限があるから高齢のペットだとかなり治療費がかかるみたいです。

阿川　うちの父は猫嫌いだったけど、晩年は大型犬のゴールデンレトリーバーを飼っていて、たまに実家に遊びに行くと、テーブルの下にその犬がゴローンとしているんです。それを父は足で摩って、「おまえはいい、おまえは口答えしないからいい」と言っていました。養老先生が猫も虫も好きなのは、口をきかないからじゃないですか。ただもくもくと生きている。

養老　生きている虫なんてね。かわいいもんですよ。ただひたすら一直線で生きていますからね。

世界中で昆虫の数が激減しているのは人間が生物の頂点であるとの驕りか？

養老　阿川さんが箱根の別荘に来たとき、足にギプスをしていましたよね。

阿川 養老先生が大嫌いなゴルフで足の骨を折って（笑）。松葉杖をついて養老先生の別荘にうかがいました。そこで、虫（昆虫）の標本を見せていただきました。

養老 ゴルフは人がやる分には別になんとも思いません。

中川 阿川さんも虫がお好きなんですか？

阿川 私は小さい頃は、虫めづる姫と言われるくらい虫を追っかけていたんです。でも、養老先生の前で申し上げるほどの知識は何もございません。

中川 でもミジンコを飼われているんですよね。

阿川 ミジンコの出産の瞬間も見たことがありますよ。

養老 最近、ミジンコが減ったでしょ。確実に減ったはずですよ。

阿川 そうそう。水辺で、透明な容器に水をすくって観察しようとしても、いないんですよ。

養老 水生昆虫がほとんどいなくなっているから、小さいゲンゴロウもいなくなった。その話をすると、必ず「なんで？」と聞かれるんですけど、はっきりとした原因はわからないんですよ。

阿川 虫もいなくなりましたよね。

養老　虫はね。世界中で8割から9割いなくなったと言われている。

阿川　子どもの頃、夏に軽井沢に行くと、夜になるとガラス戸が蛾の品評会みたいだったのが、今は2~3匹しかいないんです。本当に少なくなりました。

養老　最近『サイレント・アース』という本が出たんですが、それによると世界中で虫が減っているんです。世界中の虫好きが集まって、ZOOMで週に1回会議をやっているんだけど、その話題の中心は世界中で虫がいなくなったということ。おそらく、水に化学肥料や除草剤、殺虫剤なんかが流れ込むのが原因と思われるんですけど。化学物質が原因であることを証明しようとすると、大変なコストがかかるから今のところエビデンスはありませんが、少なくとももともとなかった化学物質を自然の中に放り込むようなことは、やめるべきだと僕は思っています。

それと医者が薬を処方するのはよく似ているような気がします。人間の体も自然ですから、それに対して、化学物質を放り込んで何が起こるかは、本当のところまだよくわかっていない。

阿川　対症療法として、その薬が効くということはわかっているんですよね。だから病気を治すという正義がありますよね。でも、それによって、自然がどういうふうに

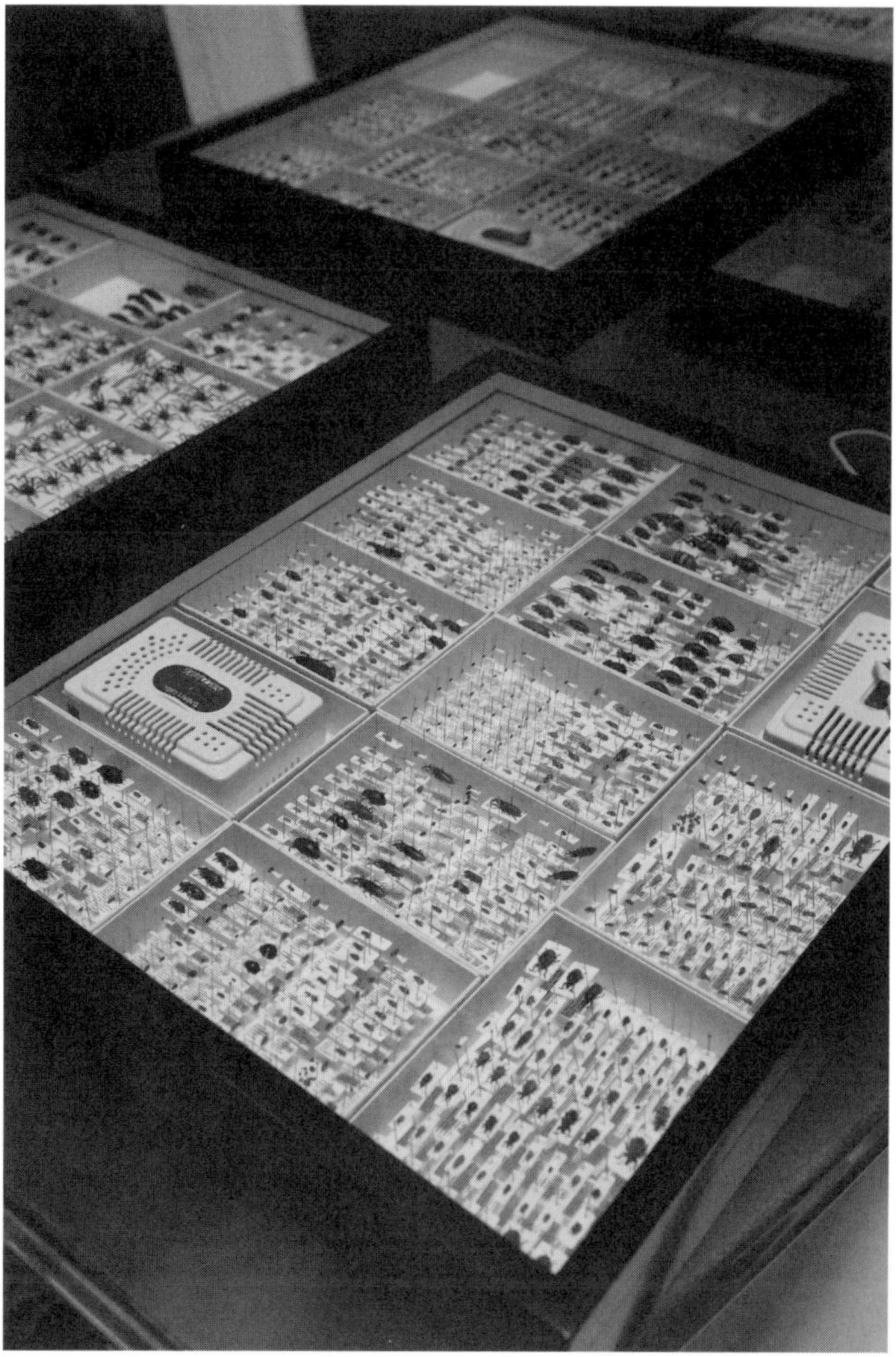

養老先生の昆虫標本。世界中で虫が激減していることを養老先生は危惧

壊れていくかまでは、まだ人間は見えていないところがいっぱいあるような気がします。

養老　ぼくは医学に文句があるわけじゃないけどね。

中川　いや、養老先生は文句があるでしょう。

養老　いや、全体の問題なんですよ。基本的な近代医学の前提の問題。

阿川　人間が一番えらいという考え方は西洋から来たのでしょうか。生物の中で人間が一番優秀であると。

中川　優秀というか、聖書に書いてありますよ。神様が動物の中で人間をトップにしたと。

阿川　そういう考えは東洋思想には？

中川　もちろんないですね。むしろ仏教的というか。

養老　山川《さんせん》草木《そうもく》悉有《しつう》仏性《ぶっしょう》（存在するすべてのものに仏性が宿るという考え方）ですからね。

阿川　虫にも仏性が宿っている。でも今の男性は蝉を怖がる男ばっかりですよ。うちの弟たちも、もう50代、60代なのにみんな怖がるし。

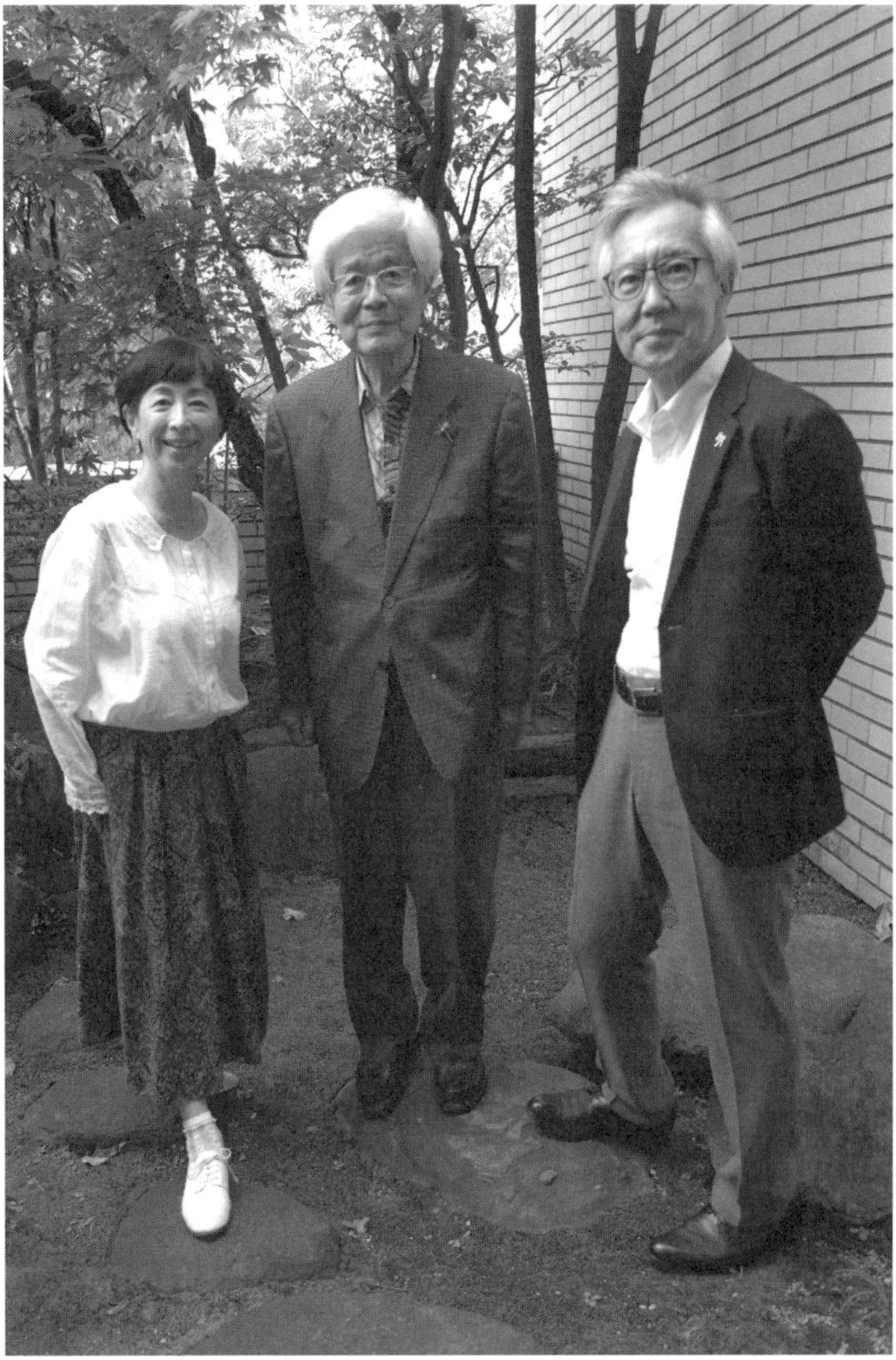

取材先、山の上ホテル403号室の庭にて鼎談終了後に記念撮影

養老　友人の孫は友人と一緒に外を歩いていて、蝉が鳴いたら「泣いた」って言うんですよ。今朝は、落ち葉掃きをしていたら、アブラ蝉が最後に飛んでいった。

阿川　蝉が地上に出てくるのは、温度に反応しているんですか？

養老　それはね、積算温度じゃないかと言われている。２０２２年の６月は暑かったでしょう。でもぜんぜん蝉が出て来なかった。

阿川　２０２０年の5月に、ゴルフ場に言ったら、蝉が鳴いていて。気温なのかなと？

養老　それはわからない。僕は「10月の蝉」って言っているんですけどね。出てきて鳴いていても、誰も聞いてくれないし、相手にしてもらえない。

阿川　それって、ご自分のことですか？

養老　そうです。そろそろ僕も10月の蝉だよ。

阿川　そうおっしゃりながら、元気になってからは、死ぬほどお仕事をしていらっしゃるじゃありませんか（笑）。

２０２２年9月9日　東京・山の上ホテル４０３号室にて収録

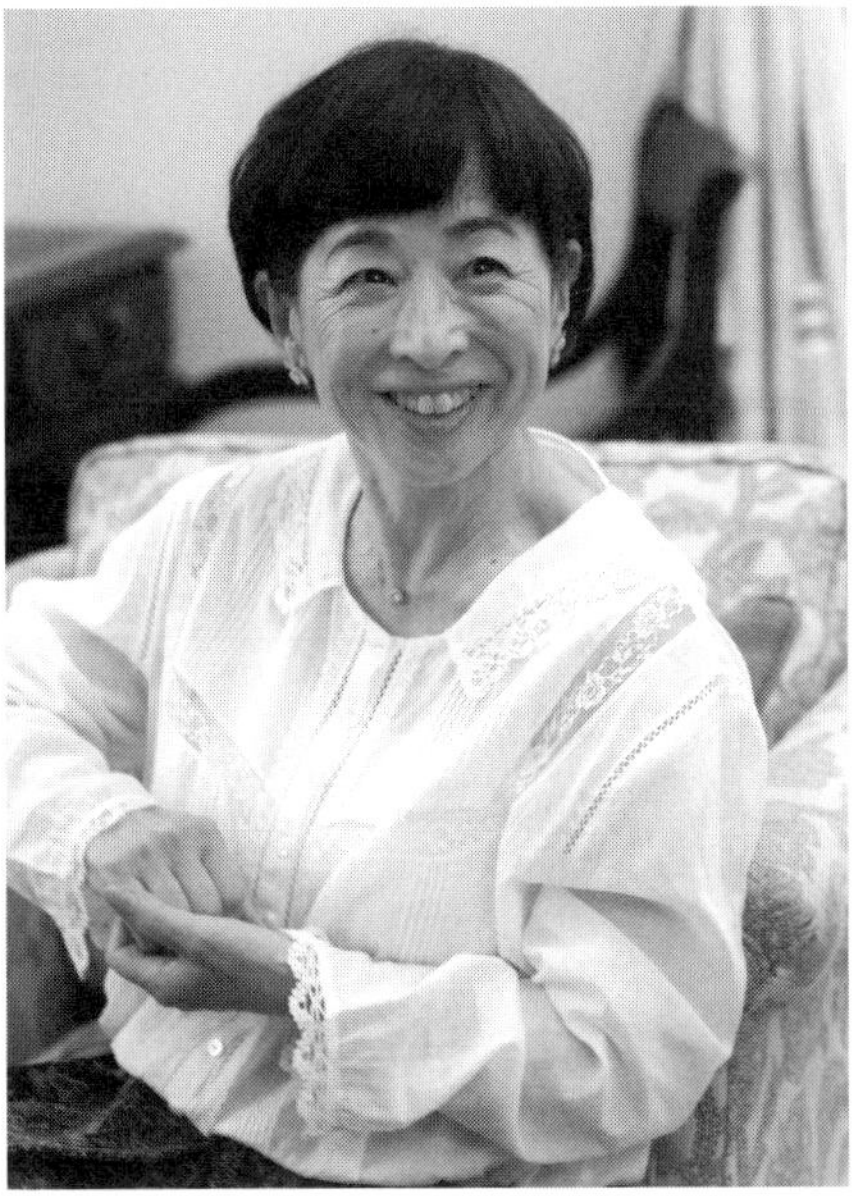

阿川佐和子（あがわ・さわこ）

エッセイスト、小説家。1953年生東京都生まれ。慶応義塾大学文学部西洋史学科卒業。報道番組のキャスターを務めた後に渡米。帰国後に作家活動を始める。『ああ言えばこう食う』（檀ふみとの共著）で講談社エッセイ賞、『ウメ子』で坪田譲治文学賞、『婚約のあとで』で島清恋愛文学賞を受賞。近著『ないものねだるな』、『ブータン、世界でいちばん幸せな女の子』など、多数の著書がある

あとがき

中川恵一

今から40年以上も前の医学生のころ、養老孟司先生に、医学の基本である解剖学を教えて頂きました。『80歳の壁』などのベストセラーを連発している和田秀樹君も同級生で、席を並べて先生の講義を聴いたものです。

その恩師が重度の糖尿病から心筋梗塞を発症し、東大病院で治療を受けられた経緯を前著『養老先生、病院へ行く』で紹介しました。先生の愛猫「まる」の死も語ったこの本は、おかげさまで好評をいただきました。

病院嫌いの養老先生を私が診ることになったのは、体重が15キロも減り、「体調が悪い」と私に相談があったことがきっかけでした。2020年6月12日のメールを紹介しましょう。

「ご無沙汰しています。今回は私自身のことですが、昨年から体重が70kg台から50kg台まで落ちて、家内が心配しています。コロナの禁足のせいか、元気がなくなり、ほとんどビョーキ状態です。健康診断の類を何年（註：実際は何十年も）もやっていないのですが、家内に催促されています。とりあえず自覚症状のようなものはとくにありません。眼は白内障、糖尿は間違いなくあると思います。養老　拝」

このメールの後、養老先生が26年ぶりに東大病院に来られたのは20年6月24日のことでした。大幅な体重の減少ときけば、がんか糖尿病を疑います。とくに養老先生はヘビースモーカーで有名ですから、まず、がんを疑ってＣＴ検査を行いましたが、問題はありませんでした。ちなみに、男性のがんの原因の3割程度が喫煙です。

なにせ、大嫌いな医療と26年間も距離をとってきた養老先生ですから、次にいつ病院に来られるか分かったものではありません。外来でできる検査はいろいろとオーダーさせてもらいました。その1つとして行った「スクリーニング」の心電図で「無痛性」の心筋梗塞が発覚し、養老先生はそのまま入院となりました。重度の糖尿病のために神経障害が起こり、痛みを感じなかったのでしょう。緊急のカテーテル治療とその後の糖尿病の治療で、養老先生の体調はほぼ元に戻りました。

入院中、心配していた「院内喫煙」もなく、養老先生は模範的患者でした。しかし、体調が戻るにつれ、医療との距離を再度とるようになりました。タバコも（多分）元に戻り、20年12月に受診されたのを最後に、21年は一度も東大病院を受診されていません。21年1月にいただいたメールはいかにもそっけないものでした。

「来週は病院に行かないことにしました。次回は二月にあらためてご連絡いたします。処方箋だけ何かの方法でお送りくだされば幸いです。すでに半年、別に問題はないと思います。養老　拝」

「養老先生　お世話になっております。そろそろ、薬が切れる時期かと思いますが、いかが、致しましょうか？　中川恵一」と、21年4月に小生が送ったメールに対する返事は、以下でした。

「ご連絡ありがとうございます。薬はまだ十分にあります。不足したら、近所のお医者さんで処方を出してもらえると思います。一般的な体調は自覚的には問題なしです。虫捕りなら外出しようと思いますが、東京に行こうとは思いません。そこまで元気ではないようです。五月には病院に一度うかがわなくてはと思っていますが、五月中旬ではいかがでしょうか。その時にはマンボウ（註：まん延防止等重点措置）も終わっていると思いますので。養老　拝」

病院嫌いの養老先生ですが、体調が悪くなって虫が捕れなくなるのは困ると思っているようです。体調悪化の原因となった糖尿病についても、ヘモグロビンA1cなどの数字にはあまり関心をもっておられません。毎日9錠も薬を飲んでいるのは、虫捕りができなくなるのがイヤだからでしょう。

医療とできるだけ距離をとりたい養老先生は、『患者よ、がんと闘うな』、『がん放置療法のすすめ』、『医師に殺されない47の心得』など、数々のベストセラーを出した近藤誠医師とも懇意でした。なお冒頭に名前を出した同級生の和田秀樹医師も近藤誠医師とも仲がよく、週刊誌に「追悼　近藤誠医師」を寄稿しています。

近藤誠医師は『どうせ死ぬなら「がん」がいい』という本も出しています。私もこの意見には賛成です。心臓発作などで、突然、命を落とすのはごめんです。やり残したこともありますし、燃やしておかなければならないものも山ほどあります。パソコンのデータはいったいどうなるのでしょうか。遺書だって書いておきたいですね。やはり人生を整理し、締めくくる時間がほしいのです。

がんによる死の最大の特徴は「死が予見される」点にあります。治らないと分かっても、年単位の猶予があり、比較的長い間、身体の機能は保たれ、最後の数週くらいで急速に悪化する経過をとります。つまり死の直前まで、痛みなどの症状をとって、うまくつきあえば、がんも「ピンピンコロリ型」の病気になるわけです。

近藤医師もこの考えだったものと思います。しかし現実には、心筋梗塞のため、タクシーのなかで心肺停止となったそうです。その点、養老先生はギリギリのところで、東大病院に入院し、虫捕りを続けることができました。

ただ養老先生のように、困ったときだけ医療の恩恵に預かる「上手い」やり方は、万人にはオススメできません。養老先生が言われるように、「体の声」に耳を傾けることは大切ですが、がんの場合、わずかでも症状が出たら、ほとんどの場合、進行がん、あるいは末期がんです。みなさんは「過剰診断」は避けながら、長生き効果がはっきりしている検査は受けておいた方がトクだと思います。養老先生の生き方は天才的ですが、私を含め凡人には普通のやり方が無難かもしれません。

参考文献リスト（順不同）

養老孟司、中川恵一『養老先生、病院へ行く』（エクスナレッジ）

中川恵一『医者にがんと言われたら最初に読む本』（エクスナレッジ）

養老孟司『ヒトの壁』（新潮社）

養老孟司、平井玲子（写真）『まる ありがとう』（西日本出版社）

養老孟司、池田清彦『年寄りは本気だ はみだし日本論』（新潮社）

養老孟司「禁煙運動という危うい社会実験」（『愛煙家通信Web版』掲載）

養老孟司×宮崎徹「ネコの寿命とヒトの壁」（『中央公論』2021年7月号）

青木厚『「空腹」こそ最強のクスリ』（アスコム）

鴨長明、信吉（漫画）『漫画方丈記 日本最古の災害文学』（文響社）

尾池和夫『2038年南海トラフの巨大地震』（マニュアルハウス）

宮本顕二、宮本礼子『欧米に寝たきり老人はいない 増補版』（中央公論新社）

デイヴ・グールソン、藤原多伽夫訳『サイレント・アース 昆虫たちの「沈黙の春」』（NHK出版）

近藤誠・中村仁一『どうせ死ぬなら「がん」がいい』（宝島社）

著者

養老孟司（ようろう・たけし）

1937年、神奈川県鎌倉市生まれ。東京大学名誉教授。医学博士。解剖学者。東京大学医学部卒業後、解剖学教室に入る。95年、東京大学医学部教授を退官後は、北里大学教授、大正大学客員教授を歴任。京都国際マンガミュージアム名誉館長。89年、『からだの見方』（筑摩書房）でサントリー学芸賞を受賞。共・著書に、毎日出版文化賞特別賞を受賞し、450万部のベストセラーとなった『バカの壁』（新潮新書）のほか、『唯脳論』（青土社・ちくま学芸文庫）、『超バカの壁』『「自分」の壁』『遺言。』『ヒトの壁』（以上、新潮新書）、『まる ありがとう』（西日本出版社）、『年寄りは本気だ　はみ出し日本論』（新潮選書）、『養老先生、病院へ行く』（エクスナレッジ）など多数。

中川恵一（なかがわ・けいいち）

1960年、東京都生まれ。東京大学医学部医学科卒業後、同大学医学部放射線医学教室入局。スイス留学後、社会保険中央総合病院放射線科、東京大学医学部放射線医学教室助手、専任講師、准教授を経て、現在、東京大学大学院医学系研究科特任教授。2003年〜2014年、東京大学医学部附属病院緩和ケア診療部長を兼任。著書に『医者にがんと言われたら最初に読む本』（エクスナレッジ）、『コロナとがん』（海竜社）、『がんのひみつ』『死を忘れた日本人』（共に朝日出版社）、『がんから始まる生き方』（NHK出版）、『知っておきたいがん知識』（日本経済新聞出版社）など多数。

養老先生、再び病院へ行く

2023年1月27日　初版第一刷発行
2023年3月7日　　第三刷発行

著者　養老孟司　中川恵一
発行者　澤井聖一
発行所　株式会社エクスナレッジ
〒106-0032　東京都港区六本木7-2-26
https://www.xknowledge.co.jp/
問合先　編集 TEL 03-3403-6796　FAX 03-3403-0582
販売 TEL 03-3403-1321　FAX 03-3403-1829
info@xknowledge.co.jp